L
ESPE

MANUEL

DE LA

MÉTHODE ROUBAISIENNE

Contenant tous les Documents et Instructions
relatifs à cette Médication

FONDÉE PAR

MM. V. E. WICART & J. UYTTENHOVE

OU APPLICATION MÉTHODIQUE DES PROPRIÉTÉS CURATIVES
ÉLECTIVES, ANTISEPTIQUES & STIMULANTES

de l'UWA

Des faits, rien que des faits

3e ÉDITION

PAR

V. E. WICART, Pharmacien

Président de l'Union Commerciale -- Membre de la Chambre de Commerce

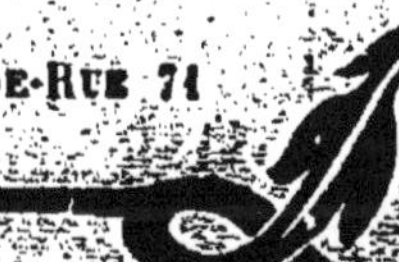

PRIX :

25 CENTIMES

Toute
reproduction
interdite

ROUBAIX

IMPRIMERIE ALFRED REBOUX, GRANDE-RUE 71
1904

MANUEL

DE LA

MÉTHODE ROUBAISIENNE

GRAVA AVIZO

La personoj de fremdaj lingvoj kiuj volus sciigojn ricevi pri la « *Méthode Roubaisienne* » povas skribi en la internacia lingvo al Sinjoro V. E. Wicart, apotekisto en Roubaix, 77, rue du Fontenoy.

Li plezure tuj respondos rapide kaj senpage al ĉiuj demandoj kiuj al li estos adresitaj.

MANUEL

DE LA
MÉTHODE ROUBAISIENNE

Contenant tous les Documents et Instructions relatifs à cette Médication

FONDÉE PAR

MM. V. E. WICART & J. UYTTENHOVE

OU APPLICATION MÉTHODIQUE DES PROPRIÉTÉS THÉRAPEUTIQUES
ÉLECTIVES, ANTISEPTIQUES ET STIMULANTES

de l'UWA

MÉDICAMENT NOUVEAU, PRINCIPE ACTIF DE LA *Poudre Styptique du Sphinx*
ET DES AUTRES PRODUITS A LA MARQUE
ET EMPLOYÉS AVEC LE PLUS GRAND SUCCÈS AU TRAITEMENT
DES MALADIES DE LA MATRICE, DES INTESTINS ET DE TOUTES LES NÉOFORMATIONS
DÉCOUVERT PAR M. J. UYTTENHOVE
PRÉPARÉ ET VENDU EXCLUSIVEMENT PAR M. V. E. WICART
PHARMACIEN A ROUBAIX
DONT IL A, CONFORMÉMENT A LA LOI, DÉPOSÉ LA MARQUE DE FABRIQUE
AU GREFFE DU TRIBUNAL DE COMMERCE

Des faits, rien que des faits

3ᵉ EDITION
PAR

V. E. WICART, Pharmacien

Président de l'Union Commerciale -- Membre de la Chambre de Commerce

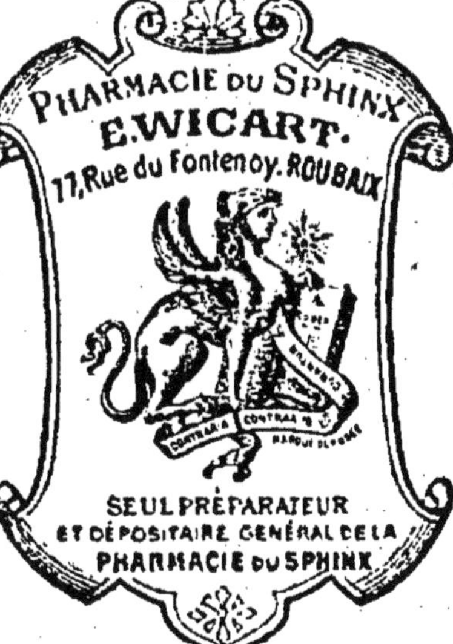

PRIX :

25 CENTIMES

Toute
reproduction
interdite

Chez l'auteur, angle des rues du Fontenoy, 77 et de Blanchemaille, 134,
deuxième rue à main gauche en descendant de la gare.

ROUBAIX
1904

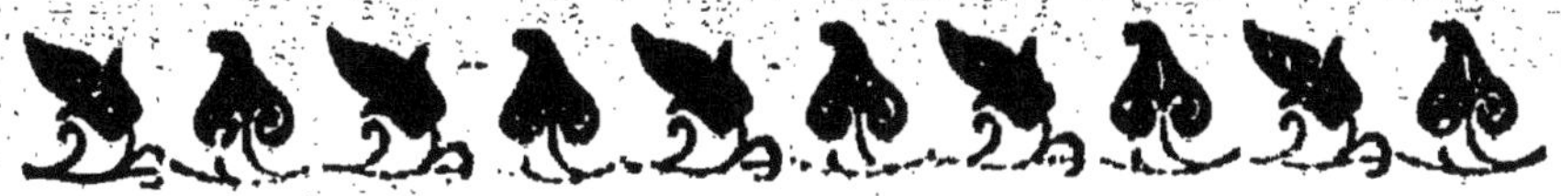

HOMMAGE DE L'AUTEUR

A

Mademoiselle CELSE

DOCTEUR EN MÉDECINE

Caractère indépendant, cœur généreux, esprit largement ouvert au bien et au progrès quelle qu'en soit l'origine, premier médecin qui ait adopté l'Uwa dans sa pratique médicale.

La Méthode Roubaisienne ne pouvait désirer un meilleur patronage pour faire son entrée dans le domaine scientifique et expérimental. Il semble que la gracieuse introductrice y ait été doublement prédestinée et par son nom et par sa nature même.

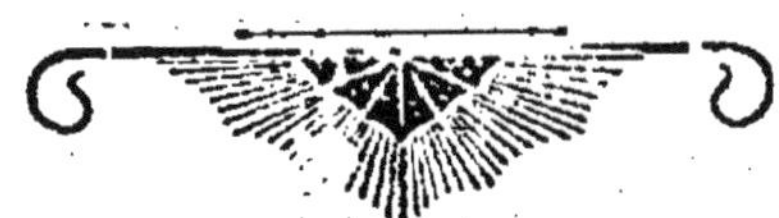

§ I

APPRÉCIATIONS DU CORPS MÉDICAL

Appréciation d'une Doctoresse

Monsieur WICART,

pharmacien, à Roubaix.

Selon votre désir, je vous communique bien volontiers mon appréciation sur la poudre du Sphinx que je prescris à ma clientèle depuis plus de deux ans.

J'eus à cette époque connaissance de cette spécialité par une de mes clientes d'Arras, chez qui des injections de poudre styptique avaient provoqué l'expulsion de polypes muqueux du col utérin pour lesquels elle devait être opérée. Cette dame qui vous a voué une reconnaissance sans limites m'encouragea vivement à essayer votre méthode sur mes clientes.

Je vous avoue qu'avant de me risquer à conseiller l'emploi de votre poudre, je la fis analyser par un pharmacien chimiste. Le résultat de cette analyse me persuada que rien de nuisible ni de toxique n'était contenu dans la Poudre du Sphinx.

Vers la même époque une personne à utérus fibromateux qui avait suivi divers traitements, électrique et autres — et chez qui l'intervention chirurgicale n'était pas possible pour des raisons particulières — avait eu connaissance de votre poudre et l'employait. Un membre de sa famille vint me demander ce que j'en pensais. Je lui répondis franchement que je ne l'avais pas encore essayée, mais que d'après l'analyse de sa composition je croyais à son innocuité. On me pria alors d'examiner ce que perdait la malade au moment des règles principalement. J'en fis faire l'examen macroscopique et microscopique par un de mes confrères attaché à un laboratoire d'analyses universitaire, qui conclut que je pouvais affirmer la nature fibreuse des morceaux rejetés et en déduire l'expulsion de portions de fibromes.

Après ces deux résultats analytiques je n'hésitais plus à essayer l'emploi de la Poudre du Sphinx en clientèle. Dans de nombreux cas de métrites anciennes j'ai eu chez des femmes qui refusaient le curettage d'excellents résultats : la guérison a été obtenue après un temps plus ou moins long. Chez une femme atteinte de cancer du col de la matrice, l'emploi de vos poudres diminuait considérablement les hémorrhagies (poudre en injections, topique en pulvérisations).

A Aix-les-Bains où j'ai fait cette année quatre mois de clientèle thermale, votre Poudre m'a donné en peu de temps beaucoup de satisfaction chez des dames ayant des pertes blanches plus ou moins anciennes et d'origines diverses et ces personnes continuent son emploi. Je pense que son usage se répandra vivement dans cette contrée.

Enfin j'ai obtenu, il y a environ deux ans, à Arras, où j'exerce, un résultat inespéré avec le topique phagédénique. Voici le fait :

En juillet 1901, une de mes clientes amena à ma consultation un de ses neveux, présentant des abcès froids de la paroi thoracique avec fistule et lésion osseuse. Abcès à tous les stades : les uns à la période d'incubation, masses solides ou gommes tuberculeuses ; les autres en voie de suppuration contenant une membrane molle et du liquide purulent, séreux et mal lié. Comme traitement, en tout et pour tout, il avait été fait, je crois me souvenir, des lavages à l'eau boriquée. Je conseillais une opération, la jugeant nécessaire.

Quelque temps après, cette dame me ramena l'enfant et m'avoua que la mère de ce dernier ayant appris mon diagnostic et la nécessité d'une intervention chirurgicale était venue prendre l'enfant chez sa tante et l'avait mené chez un de mes confrères pour savoir si son opinion était conforme à la mienne. Ce confrère ignorant la visite qui m'avait été faite fut textuellement du même avis que moi et conseilla à la mère une opération à bref délai. La mère refusa toute intervention chirurgicale et l'on me supplia de tenter un autre moyen de traitement.

Il me vint à l'idée d'essayer le topique phagédénique. Sans promettre le succès, je conseillai son emploi, quitte à reparler d'opération si le mal progressait. J'ordonnai alors de faire chaque jour, matin et soir, un lavage antiseptique, suivi de pulvérisation de topique sur toutes les parties malades.

Ce traitement fut suivi ponctuellement. Trois boîtes de topique furent employées ; la suppuration diminua rapidement, des bourgeons charnus se formèrent, le mieux s'accentua de jour en jour et au mois de mars de l'année suivante, on cessa tout traitement, la guérison était complète.

Depuis ce temps, il n'y a plus jamais eu de suintement, seules les cicatrices sont visibles. L'enfant, chétif à cette époque, est maintenant très fort et bien vigoureux, il travaille depuis dix-huit mois dans une fabrique de machines agricoles.

Actuellement, instruite par l'expérience, je prescris la poudre styptique et ses dérivés chaque fois que je juge leur emploi indiqué et les cas en clientèle féminine se rencontrent journellement.

Assurée que ce produit est inoffensif, je le trouve appelé à donner aux femmes « ces éternelles blessées » un soulagement toujours, la guérison souvent.

Agréez...

Mademoiselle CELSE,

Docteur en Médecine,
Maladies des femmes et des enfants,

Route de Bucquoy, à Arras.

Arras, 20 octobre 1903.

Appréciations des Docteurs

Epernay, le 3 Janvier 1904.

M. Wicart, pharmacien,

J'ai employé votre Poudre pour injections dans toutes les affections utérines et utéro ovariennes. Je l'emploie constamment en l'associant au traitement électrique. Il résulte de mes expériences que cette Poudre est toujours utile. Elle guérit souvent, soulage toujours et jamais ne fait de mal. C'est donc un produit très recommandable et je suis son partisan convaincu.

Veuillez agréer l'assurance de mes sentiments distingués.

Dr BILLINKIN.

M..., 1er Août 1902.

Mon cher confrère et ami,

La Poudre Styptique est vraiment précieuse dans un certain cas où la thérapeutique actuelle est à peu près désarmée. C'est le cas d'hémorrhagie utérine tant à l'époque de la ménopause qu'avant cette époque chez les femmes prédisposées par atonie de l'organe utérin. Les injections font merveille dans ce cas et guérissent souvent en 24 heures de malheureuses femmes condamnées au lit pour trois semaines et souvent plus ; alors que tout autre traitement (tannin, pansement, injections chaudes, etc...) n'obtiennent que des résultats éphémères et souvent discutables. Je crois que les injections doivent être d'une utilité vraiment précieuse dans les cas *d'hémorrhagies* foudroyantes consécutives aux couches par défaut de contractilité des fibres utérines. Je n'ai pu vérifier le cas mais je me propose de le faire à la première occasion qui se présentera.

Veuillez, etc...

D^r CH.

§ II

AVIS SUR LA TROISIÈME ÉDITION

L'extension toujours grandissante que prend la Méthode Roubaisienne et consécutivement les demandes de renseignements à son sujet, ainsi que ceux relatifs aux diverses formes pharmaceutiques employées pour son application, ayant rapidement épuisé les deux premières éditions de la présente brochure, force nous est de procéder à une troisième édition plus complète que les deux précédentes.

Mais qu'on ne s'y méprenne pas, cette brochure n'est point une œuvre de vaine réclame personnelle et destinée à être distribuée à tout venant. Elle n'est délivrée qu'à titre onéreux et à ceux qui la demandent expressément. Car nous estimons que la seule réclame admissible en faveur d'un remède est celle qui est faite par les personnes qu'il a guéries, et qui le propagent autour d'elles par sympathie pour guérir les souffrances d'autrui. Elles donnent ainsi par leur propre exemple une preuve irréfutable et vivante de sa valeur. Toute autre propagande nous paraît suspecte et de mauvais aloi.

Roubaix, le 1ᵉʳ Janvier 1904.

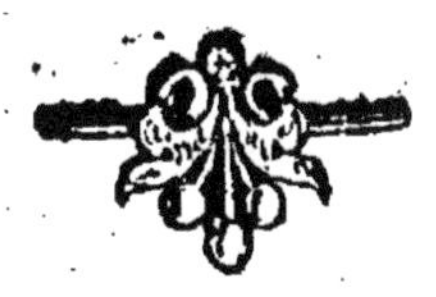

§ III

HISTORIQUE

Voici à peu près la note générale qu'on trouvait dans tous les journaux de la région à la date du 23 janvier 1898.

UNE POUDRE MERVEILLEUSE

Un sieur Jules Uyttenhove, rue de Lille, 93, à Roubaix, comparaissait samedi devant le tribunal correctionnel de Lille, pour exercice illégal de la médecine et de la pharmacie. Il avait découvert un secret merveilleux pour guérir les eczémas, végétations, ulcères, surtout les maladies de femmes et le débitait sous forme, soit de poudre, soit de pommade. De bien loin à la ronde on venait le consulter ; on y venait de Gand et de nombreux villages français et belges.

Ses victimes se portent fort bien. Celles qui assistaient à l'audience ont toutes déclaré que, les médecins n'ayant pu les guérir, celui-ci y avait réussi et qu'elles lui en gardaient une vive reconnaissance. Certaines même se sont jetées à genoux pour implorer l'indulgence du tribunal. Il est regrettable, comme l'a fait observer le président, que l'inventeur ne communique pas sa recette à l'Académie de Médecine, laquelle couvrirait de son estampille cette panacée universelle. Il aurait alors le droit de se considérer sans crainte des lois, comme un bienfaiteur de l'humanité.

Il faut avouer que pas une plainte n'est dirigée contre lui et qu'au contraire le défilé des personnes qu'il a guéries était très émouvant comme on l'a vu plus haut. Soit que la Poudre ait produit son effet, soit que l'illusion bienfaisante ait agi, l'enthousiasme de ses miraculés est sans mélange. Il est certain que la poudre a évité nombre d'opérations à des malades abandonnés par la science.

Mᵉ Delemer, avocat, a soutenu la demande de dommages-intérêts faite par le Syndicat médical de Roubaix et de ses cantons, qui s'est porté partie civile et à la requête duquel les poursuites étaient exercées. L'avocat du Syndicat a spirituellement raillé la naïveté des personnes guéries et les explications anti-scientifiques données aux guérisons.

Me Dubron, du barreau de Douai, a défendu l'accusé guérisseur. Il a surtout fait valoir avec sa verve et sa finesse les succès obtenus par son client et la charité avec laquelle il distribuait ses drogues aux malheureux. Il n'en a pas moins été condamné pour le principe.

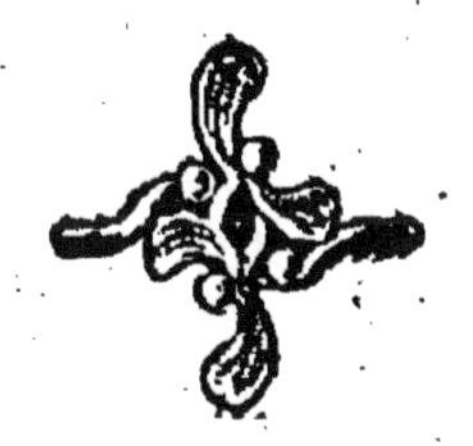

§ IV

TRANSMISSION

C'est à la suite de ce procès que M. J. Uyttenhove, respecteux de la loi s'y est soumis ; mais comme il ne voulait pas priver l'humanité de sa découverte, il la céda à M. V. E. Wicart, pharmacien à Roubaix, qui l'exploite actuellement à son corps défendant et sous la garantie de son diplôme aux trois conditions suivantes :

1° Que par son prix minimum, le remède serait abordable à toutes les conditions ;

2° Que par son aire d'extension, il serait accessible en tous lieux ;

Et 3° que par son cachet il serait garanti contre toute adultération.

Après une période de doute, d'incertitude et d'études, celui-ci eut bientôt reconnu toute la portée, toute la valeur curative de ce nouvel agent thérapeutique ; il en a été captivé, et il s'est attaché à en étudier les propriétés et les applications.

Dès que sa conviction fut bien assise, étayée sur des preuves nombreuses et indiscutables, il se mit en route pour offrir la précieuse découverte aux membres du corps médical. « Vous demandez sans cesse un bon remède actif et inoffensif qui guérisse. Eh bien ! En voilà un, essayez-le. »

Hélas ! personne n'en voulut, ni ici, ni ailleurs.

De guerre lasse et ne voulant pas jouer plus longtemps un rôle ridicule, il se mit résolument au travail et avec le concours de son ami, il recueillit toutes les observations et tous les faits qui se rattachaient à la nouvelle médication pour les classer et les systématiser. De l'ensemble des faits il a sans prétention aucune déduit une espèce de méthode, bien imparfaite nous en convenons, méthode fondée sur l'antisepsie rationnelle, que nous vulgarisons et offrons au public sous le nom de *Méthode Roubaisienne* de MM. V. E. Wicart et J. Uyttenhove rappelant dans son énoncé : et son origine, et ses collaborateurs.

§ V

LA MÉTHODE ROUBAISIENNE

Le nom de « *Méthode Roubaisienne* » pourra paraître prétentieux à certains pour désigner les modes d'applications d'un remède nouveau. Il n'est employé toutefois que faute d'autre pour exprimer une chose entièrement nouvelle, le traitement des maladies parasitaires et néoplasiques par l'Uwa principe actif de la Poudre du Sphinx.

Notre présente brochure n'a aucune prétention scientifique ; elle n'est qu'une œuvre de *vulgarisation*, destinée à éclairer, à renseigner plus complètement les malades sur le traitement nouveau de ces affections si communes et cependant encore si controversées, qu'à leur égard, toute opinion paraît légitime. Elle est surtout destinée à ceux qui, déjà convertis à la Méthode par la vue des guérisons obtenues, voudraient avant de l'employer être plus amplement renseignés à son égard.

Le remède différant par son originalité de tous ses congénères, il est à comprendre que son administration exige un mode spécial et des instruments et accessoires différents de ce qui a été fait jusqu'ici. Ce sont ces notions relatives à ces procédés inédits que nous avons consignés dans cet opuscule sous le nom de « *Méthode Roubaisienne de l'Uwa* ».

En tous cas elle n'est nullement exclusive des soins éclairés du médecin, auquel nous ne cessons de faire appel. Celui-ci trouvera dans ce produit une des meilleures armes de l'arsenal médical. C'est seulement parce que ce médicament n'est pas encore entré dans la pratique médicale que nous avons été amenés par la force des circonstances à produire ce travail, lequel est nécessaire surtout aux personnes isolées, à celles éloignées de tout secours et à celles dénuées de ressources.

Cette publication est une œuvre *sérieuse et de bonne foi*, dans laquelle nous ne faisons point appel à des crédulités naïves ; elle est basée sur des faits positifs indéniables et où tout a été contrôlé et soumis à une critique sévère, les faits sont au surplus des *faits d'observation* que chacun peut vérifier et reproduire à volonté ; ils méritent, par conséquent, toute l'attention du savant et tout le respect du médecin. .

L'opportunité de cette méthode se faisait sentir impérieusement ; car le remède ne vaut que par son application, et son application n'est possible qu'à la condition d'être dirigée par l'expérience. Cette direction un peu aventureuse aux débuts devint bientôt rationelle et méthodique. C'est du reste la marche naturelle qu'ont suivi tous les remèdes efficaces en passant du domaine empirique au domaine scientifique.

Devant le spectacle incessant de l'infimité et des souffrances de la pauvre humanité, n'est-il pas du devoir de chacun de venir lui apporter son contingent de bien et d'allègement ? C'est précisément ce que nous faisons ici, peut-être ne le faisons-nous pas dans toutes les formes orthodoxes et hiérarchisées, mais nous le faisons bénévolement selon nos facultés et nos moyens, car il presse de calmer la douleur.

Nous suivons du reste les prescriptions du Livre Divin qui résument toute la morale et la philosophie et qu'on retrouve comme fondement de toute religion : « Faites aux autres ce que vous désirez qu'ils vous fassent et aimez votre prochain comme vous-même ».

Si nous sommes coupable pour avoir sauvé du naufrage un remède héroïque, l'avoir propagé et en avoir par ce fait mérité le titre de parrain, qu'on nous le dise, nous sommes résigné à subir le sort qui incombe aux innovateurs et aux apôtres de toute idée grande et généreuse.

§ VI

L'UWA

ANTISEPTIQUE ÉLECTIF

Nom pharmaceutique du principe actif

DE LA

Poudre du Sphinx

Qu'est-ce que la Poudre du Sphinx ? Quelle en est la composition et quelles en sont les propriétés thérapeutiques ?

Pour répondre à cette triple question qu'on ne cesse de nous poser, nous dirons que : 1° La Poudre du Sphinx, née avec le siècle et encore immaculée de réclames, est un médicament absolument nouveau qui jouit de la réputation incontestée et incontestable d'être le véritable *spécifique* des maladies de la matrice, des intestins et de leurs annexes.

2° La poudre du Sphinx résulte d'un mélange heureux de divers corps définis en proportions très inégales, mais ne contenant aucun produit toxique et n'étant elle-même ni toxique ni dangereuse à aucun degré.

3° Les propriétés thérapeutiques de la Poudre du Sphinx sont des plus intéressantes au point de vue scientifique et des plus importantes au point de vue médical. Elles réalisent le désiderata posé depuis le premier médecin : trouver un remède qui agisse très efficacement sur le mal, et le guérisse tout en étant inoffensif.

Ici se pose naturellement une objection : « Comment croire vos allégations ; votre remède guérit tous les maux ! Votre spécialité au lieu de spécialiser, généralise ; il faut vous cantonner ; qui veut trop prouver, ne prouve rien ; un bon remède doit concentrer son action sur un seul point. »

Cette objection juste pour les anciens remèdes devient ici spécieuse ; elle tombe à faux à cause des propriétés thérapeuthiques générales de la Poudre. En effet, elle jouit de la propriété inédite d'être tout à la fois tonique ou caustique suivant la nature et la qualité des tissus qu'elle touche ; elle est en un mot un antiseptique électif.

Cette action élective qu'elle possède à un si haut degré est le secret de son prodigieux succès. Car à l'inverse des médicaments actifs qu'on n'emploie qu'avec crainte et parcimonie celui-ci peut être employé à doses massives sans inconvénient, aussi les malades ne s'en sont point fait faute dans des applications les plus diverses, les plus inattendues et même les plus abusives.

Et nous pourrions dire sans exagération que la médication qui en est résultée est sortie par ce fait des entrailles du peuple. Aussi notre mérite n'a souvent consisté qu'à recueillir ces applications, les vérifier, les interpréter, les résumer, et leur donner une forme pratique et rationnelle.

Et nous pouvons de ce chef, sans crainte d'être démenti, affirmer de science certaine que, par ses propriétés toniques et antiseptiques, la Poudre du Sphinx ne débarrasse pas seulement l'économie de tout ce qui lui est étranger ou funeste depuis le microbe jusqu'à la tumeur géante, mais elle améliore encore tellement les conditions nosologiques, qu'on ne s'en peut plus passer, dès qu'on s'en est servi une fois.

« Pourquoi ce qui est bon pour la surface cutanée ne le serait-il point pour les muqueuses ? ». Cette observation si judicieuse a été le point de départ de son application aux affections utérines et intestinales et c'est ainsi qu'à l'étonnement général, on a vu se guérir ces pertes blanches ou métrites, ces hémorrhagies, ces inflammations, ces polypes, ces kystes et tumeurs, par l'usage des injections vaginales de Poudre Styptique.

Pour simplifier le discours nous appellerons Uwa son principe actif, mot court et facile qui, de plus, ne préjuge rien et ne peut offenser personne.

L'Uwa jouit, disons-nous, de la double propriété de tonifier les tissus physiologiques et normaux et de mortifier les tissus pathologiques ou étrangers à l'état sain. Il est le premier terme d'une série nouvelle de médicaments qui ne tarderont pas à voir le jour par le progrès des sciences : les antiseptiques électifs. Pour alléguer un fait aussi paradoxal, il convient de l'appuyer de preuves sérieuses. C'est précisément l'objet de cette brochure qui n'est en somme qu'un recueil de lettres, de témoignages et d'attestations authentiques, naïfs de forme et de style, mais sincères, des plus variés et des plus circonstanciés. S'ils ne suffisaient pas, chacun pourrait les reproduire soi-même en tout temps et tout lieu.

Cette propriété élective, nouvelle en thérapeutique, niée par l'Ecole, mais déjà pressentie par l'illustre professeur Vulpian, a été le desideratum universel de tous les penseurs depuis Hippocrate ; elle est enfin devenue une réalité en prenant corps dans l'Uwa.

Pourrait-on *a priori* admettre une telle doctrine ? Oui, on peut l'admettre, car l'analogie scientifique la plus rigoureuse permet de penser : 1° Que les divers éléments anatomiques réagissent diversement sur un même agent chimique déterminé ; 2° Que les transformations subies par ces éléments sont régies non seulement par leur nature chimique propre mais encore par leur état physiologique, leur texture, leur vitalité ou pour mieux dire, par la résultante de ces forces.

Dès lors qu'y a-t-il d'illogique et de téméraire à penser qu'il existe des agents capables de s'infiltrer dans les tissus sains tout en les respectant et d'atteindre plus spécialement un élément organique déterminé en allant chercher dans les tissus sains les cellules qui les infectent.

Soit, direz-vous, admettons l'hypothèse. Mais comment expliquer, comment comprendre cette action chimico-physiologique ? Nous allons essayer de la faire toucher du doigt, par une théorie électro-chimique qui paraît embrasser et coordonner tous les éléments du problème.

Chaque cellule, chaque organite du corps humain possède une existence propre, mais subordonnée à celle de l'ensemble pour constituer un tout, un organisme vivant. Chaque cellule peut être assimilée à un couple où la chaleur, l'humidité, l'électricité, les affinités osmotiques et chimiques se résument en une force vitale, qui, dans les organismes animaux est prépondérante sur la force chimique.

La force vitale a dans le règne animal des degrés d'intensité et de résistance très divers, depuis celle du microbe jusqu'à celle de l'homme. Une des mesures de la vitalité des êtres est leur résistance aux antiseptiques ; et des échelles ont été données dans ce sens, dont les indications sont journellement employées en médecine. Les antiseptiques s'emploient aujourd'hui d'une façon consciente et méthodique tandis que l'ancienne médecine les employait d'une façon intuitive mais non moins efficace.

L'emploi des antiseptiques doit être fait d'une façon judicieuse parce que son abus peut amener de graves désordres dans l'économie, en devenant une arme à deux tranchants, car la causticité particulière dont chacun d'eux est douée et qui grandit avec le rang correspondant à l'échelle antiseptique, peut arrêter toutes les manifestations vitales et supprimer la vie au lieu de la développer en la dégageant de ses éléments nuisibles.

Et cependant, pour atteindre le maximum de l'effet cherché, il faut employer les antiseptiques les plus énergiques qui sont précisément les plus dangereux. Nous voilà acculés à deux dangers : ou risquer de ne point atteindre le but ou risquer de le dépasser. Il faudrait que les antiseptiques fussent doués d'affinités nouvelles, d'affinités exclusives ou magnétiques dans le genre de celle de l'aimant pour le fer à l'exclusion du cuivre, du plomb et des autres métaux.

Pouvons-nous espérer découvrir un tel corps qui jouirait de propriétés si spéciales. Eh mon Dieu, oui ! puisque tout n'est pas découvert et que la science ne fait que balbutier son A. B. C.

Ces propriétés électives de l'aimant pourraient se retrouver dans les propriétés électro-dynamiques des innombrables couples que renferme le corps humain. En effet, on peut dire que notre corps est un véritable réservoir d'électricité ; il présente une résistance extraordinaire, c'est un rhéostat que l'électrocution a permis d'évaluer à plus de 3.000 Ohms. Des courants en nombre infini y circulent en tous sens ; c'est un laboratoire où tous les phénomènes physico-chimiques ne cessent de se reproduire. Toutes les conditions s'y retrouvent, et on peut espérer qu'en présence d'un agent chimique nouveau des effets nouveaux et inattendus se produiront, si notamment cet agent chimique a des affinités telles qu'elles soient intermédiaires entre celles de deux tissus ou de deux variétés de tissus on peut s'attendre que les effets seront différents suivant que ceux-ci seront d'une force vitale supérieure ou inférieure à son dynamisme. Si le tissu est d'une vitalité supérieure il ne sera pas influencé à son contact, mais s'il est d'une vitalité inférieure, on est autorisé à penser qu'il en subira l'action et qu'il pourra être désorganisé.

Cette action quelle sera-t-elle ? Elle sera variable suivant la nature de l'agent et son véhicule ; et connaissant les propriété de ceux-ci, on pourra même *a priori* prédire ce qui s'y passera.

Voici par exemple une cellule morbide mise en présence d'une solution de cet agent chimique dont le dynamisme est supérieur à sa vitalité. Or, nous savons que dans les productions morbides la force vitale faiblit et laisse la prépondérance aux forces végétatives aveugles. L'assimilation l'emporte sur la désassimilation. Les propriétés physico-chimiques de l'agent n'étant plus neutralisées par l'action vitale insuffisante de la cellule malade, entrent en branle : la membrane cellulaire est traversée par le courant osmotique qui est maximum entre la solution et l'albumine du protoplasme. Là, les affinités chimiques se manifestent librement entre l'Uwa électro-négatif et le contenu de la cellule électro-positif. La nature du liquide intra cellulaire est changée, la nutrition est arrêtée et la cellule frappée à mort.

De plus, chemin faisant, la solution de l'Uwa rencontre la liqueur infiltrée aux dépens de laquelle se fait la prolifération des éléments pathologiques, en change la nature et arrête par conséquent la croissance desdits éléments.

Ce que la théorie nous démontre, l'expérience journalière nous le fait voir dans toute sa netteté avec l'Uwa et ses dérivés employés sous ses différentes formes.

Ainsi la tunique extérieure des polypes vésiculaires du col qui n'est qu'un repli de l'épithélium cervical hypertrophié et devenu pavimenteux, dès qu'il reçoit le contact de la solution de l'Uwa, se désagrège et est rejetée quelque fois entière, mais souvent sous forme de pellicules parcheminées écailleuses. C'est bien à tort que des personnes considérables ont pris ces débris épithéliaux pour une desquamation de l'épithélium vaginal et leur cas s'aggrave à ce sujet de leurs imputations injustes et malveillantes. (1) Ainsi, encore après cette exfoliation de la tunique externe, la membrane propre du polype est attaquée et perforée. Où et comment ? presque toujours à l'ombilic (nous appelons ainsi une dépression en général circulaire due au contact du polype avec une paroi, celle du col élargi ou celle du vagin). Comment ? mais par l'effet du contact de l'Uwa plus prolongée là que partout ailleurs En effet, le contact de dix minutes prescrit est suffisant pour baigner la néoplasie sur toutes ses faces, mais il ne peut être prolongé au-delà. Il l'est cependant à l'ombilic par un effet de capillarité dû au rapprochement des deux surfaces planes. Là, les phénomènes physico-chimiques acquièrent toute leur intensité et ne tardent pas en dénaturant et mortifiant les cellules à provoquer de petites érosions qui deviennent bientôt une perforation et par où s'échappe le contenu kystique.

En d'autres termes, on pourrait dire, en attendant qu'une théorie vraiment adéquate aux faits soit émise et reconnue, que vis-à-vis de l'Uwa la réaction vitale de tout élément organique normal et sain est plus forte que le dynamisme de celui-ci ; mais en présence des productions pathologiques les termes du problème se renversent: la force vitale cède le pas aux affinités chimiques, l'Uwa devient actif, pénètre la cellule et produit son effet dans les tumeurs et autres productions pathologiques, les phénomènes d'assimilation prédominent sur ceux de désassimilation. La force vitale défaillante est remplacée par la force végétative aberrante. Ne pourrait-on pas utiliser cette force aveugle, avide d'absorber toutes les humeurs de l'économie en mettant à sa portée une solution saline d'un pouvoir osmotique considérable, telle que celle de

---

(1) Voir à la fin de la brochure, réponses à diverses attaques.

l'Uwa. Or, ladite solution étant d'une innocuité parfaite peut sans danger être introduite partout.

Nous pourrions multiplier ces exemples : partout où une excroissance, une tumeur, une néoplasie quelconque se trouvent en contact de l'Uwa, elle est frappée à mort, se ratatine et disparait. Ces faits ne sont du reste plus contestés aujourd'hui.

Il convient maintenant de dire un mot de la façon dont se comporte l'Uwa envers les tissus et organes normaux et physiologiques.

Ici les rôles sont renversés : la vitalité de la cellule étant supérieure au dynanisme de l'Uwa, les affinités de celui-ci deviennent latentes et une répulsion se manifeste entre eux, et on peut admettre que par suite de courants contraires, le liquide ne mouille pas le tissu sain, mais prend l'état sphéroïdal, ce qui lui permet de cheminer au travers des tissus sans les toucher jusqu'à ce qu'il atteigne l'élément morbide auquel il se combine.

En disant parfois que l'Uwa est neutre à l'égard des tissus physiologiques, nous sommes au-dessous de la vérité. Le contact de l'Uwa avec les tissus sains, par cela même que cette solution est animée de polarité différente, produit sur ceux-ci une sorte d'induction qui réveille leur vitalité et se traduit par un stimulus. Donc nous sommes autorisé à dire que l'Uwa est tonique à l'égard des tissus physiologiques. C'est précisément cette tonicité qui fait de lui le plus puissant, le plus sûr et le plus inoffensif hémostatique qui soit.

En effet, toute hémorrhagie vraie, c'est-à-dire celle qui résulte de la sortie du sang des vaisseaux et non de la rupture d'un kyste de sang, est arrêtée immédiatement.

Une petite quantité d'Uwa ne peut nuire, nous direz-vous, soit ; mais une grande quantité ne peut-elle avoir des effets nocifs ? Non ! parce que la qualité, le degré du dynamisme ne change pas quelles que soient les quantités. Nous traduisons notre pensée par un exemple. La température humaine moyenne étant de 37°, si nous plongeons le doigt dans une eau à 37°, nous ne recevons aucune augmentation de température, même si nous y plongeons la main et le corps entier ; de même qu'une mer d'eau à 37° n'aura aucune action sur notre organisme. Et en poursuivant la comparaison, nous pourrons mieux faire comprendre notre théorie : si la température de l'eau augmente graduellement, nous serons graduellement incommodé jusqu'à y perdre la vie ; si par contre elle baisse, le résultat sera le même ; mais si elle oscille seulement de quelques degrés autour de 37°, nous pourrons la supporter ; bien plus, cet écart sera un stimulus et produira sur notre organisme une réaction salutaire dans le genre de celle qu'éprouve la cellule saine au contact de l'Uwa. Mais, et c'est ici le nœud de la question, si nous portons sur notre corps une excroissance qui ne peut supporter cette température supérieure même d'un degré sans se désorganiser, cette excroissance par l'action prolongée de cette température supérieure, sera peu à peu attaquée, corrodée, mortifiée et expulsée, et le reste du corps n'éprouvera qu'une excitation, un stimulant salutaire, l'analogie est donc complète.

Du reste l'eau chaude, très chaude même, a été employée et l'est encore en injections vaginales, bien sûrement dans le but de désorganiser les néoplasies qui ne peuvent offrir la même résistance, la même réaction organique. De même l'électricité produit, dit-on, d'excellents effets. Il y a en l'air un mouvement de réaction contre les opérations sanglantes et surtout contre l'eunuchisme femelle dont naguère on se faisait un jeu, de l'aveu même de nos contradicteurs : beaucoup de docteurs qui font de la publicité, se prévalent même aujourd'hui de guérir les maladies de femme sans opération.

Que n'emploient-ils la Poudre du Sphinx de même qu'ils emploient tant d'autres spécialités qui ne sont pas meilleures. Mais ils n'y croient pas, ils ne peuvent y croire. Cependant la levée de l'ostracisme imposé à la Poudre du Sphinx serait un bienfait pour l'humanité.

Toutes les néoplasies, néoformations, hypertrophies, excroissances, tumeurs, polypes, etc., subissent la même action de la part de l'Uwa. D'un autre côté, beaucoup de maladies sympathiques se guérissent lorsque la tumeur cause de la sympathie a disparu.

Est-il étonnant dès lors qu'on puisse l'appliquer à des

maladies d'apparence si éloignée mais ayant toutes un élément morbide commun : la néoformation ?

Si cette théorie n'est pas adéquate, ce qui serait à prouver, elle a au moins l'avantage de satisfaire l'esprit en expliquant tous les faits mis jusqu'ici à notre portée. Si des faits nouveaux surgissent, il sera toujours temps de modifier la théorie s'ils tombent en désaccord avec celle-ci.

La Poudre du Sphinx est destinée à remplacer les antiseptiques caustiques employés jusqu'ici, parce qu'ils sont dangereux et d'un emploi souvent impossible. Ils sont dangereux parce qu'ils sont d'un dynanisme trop élevé, détruisant tout sur leur passage sans même l'apparence de cette propriété élective. Ils sont d'un emploi impossible parce qu'à cause même de leur causticité on n'ose les employer là où les antiseptiques sont indiqués.

Ne sommes-nous pas ici en présence de cet antiseptique idéal réclamé par l'illustre professeur Vulpian dans la séance de l'Académie de Médecine le 22 août 1882, où il disait : *Donnez-moi un antiseptique qu'on puisse introduire dans le sang sans danger d'intoxication pour y détruire les ferments morbides. La révélation de cette admirable propriété élective de l'Uwa, propriété entrevue par le génie de Vulpian et si contraire cependant à l'opinion scientifique régnante, qui fait rejeter de l'emploi médical, les médicaments inoffensifs comme anodins et inutiles, cette vue théorique de l'illustre savant est devenue aujourd'hui une réalité.*

La révélation soudaine et surtout l'application quelque peu paradoxale dans ses débuts de ce précieux médicament explique d'un côté le dédain de ceux qui devraient le saisir à deux mains et de l'autre son expansion universelle et toute spontanée.

C'est le cas de rappeler l'accueil que reçut autrefois Roger Bacon, lorsqu'après avoir découvert la Poudre, tout émerveillé de sa terrible découverte, il en fit part à son supérieur, homme érudit, s'il s'en fut : « *Mon fils,* » *quittes cette chimère, ce que vous m'annoncez ne peut* » *exister et la preuve la voilà : j'ai transcrit entièrement*

» *plusieurs fois mon Aristote et je n'y ai rien vu de*
» *semblable.* »

L'Esprit de l'invention souffle où il veut ; pour lui point de ces distinctions éphémères et puériles qui nous préoccupent tant. A nous, à tout homme intelligent de profiter de la découverte sans se préoccuper de la qualité ni de la dignité de son auteur. En effet, ne serait-il point aussi absurde de se passer d'une source, parce qu'elle n'aurait pas été découverte par un géologue, ou des avantages d'une mine d'or ou de charbon parce qu'elle ne l'aurait point été par un ingénieur, que de se passer d'un bon remède parce qu'il n'aurait pas été trouvé dans le laboratoire du savant.

On nous accuse d'empirisme ; mais l'empirisme implique des connaissances spéciales et toute science la eu pour berceau.

L'empirisme est fondé sur l'expérience, laquelle prépare la voie à la théorie. Ne dit-on pas proverbialement : Expérience passe science.

Les théories ont leur valeur, c'est incontestable ; cependant on pourrait faire quelques réserves sur leur inconstance, leurs contradictions et leur alternance. En effet depuis l'école de Cnide on voit les théories médicales osciller constamment entre l'*humorisme* et le *solidisme.*

L'application de l'Uwa n'est du reste plus du domaine de l'empirisme, elle commence à entrer dans la pratique médicale comme nous en donnons la preuve dans la présente brochure, par les approbations de docteurs qui l'ont essayée.

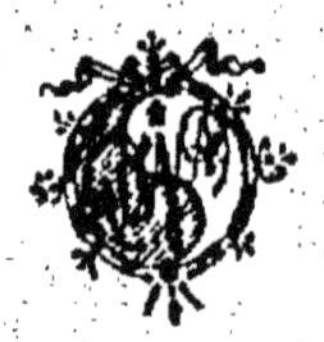

§ VII

SPÉCIALITÉS

à la Marque du SPHINX

———

Formes pharmaceutiques, Indications, Applications et Doses

——— × ———

Voici la partie essentiellement pratique de notre travail, l'application du rémède aux différents cas et circonstances des maladies, car le remède ne vaut que par son application. Nous avons tâché d'être dans ce travail aussi simple aussi exact et aussi complet que possible. Nous l'avons revu à différentes reprises et avons parfois répété les choses sous une autre forme afin de les faire pénétrer davantage. Car, notre brochure s'adressant au grand public, en général peu initié aux choses de la médecine et aux divers procédés d'application des médicaments, il a fallu tout expliquer par le menu pour que rien n'échappe à l'attention, et éviter les malentendus et les erreurs possibles, lesquelles, bien que ne présentant aucune gravité (voir n° 38), peuvent cependant être fâcheuses par suite du retard apporté à la guérison.

Cette instruction est complétée plus loin par les lettres et attestations des malades, ce qui achève ainsi les renseignements. L'idée de ce travail est venue peu à peu et résulte de la logique même des choses, chacun y puisera suivant ses besoins et par là, nous serons heureux d'avoir pu être utile.

N° 1.

POUDRE STYPTIQUE DU SPHINX

La Poudre Styptique du Sphinx, découverte par M. J. Uyttenhove, est maintenant préparée et vendue exclusivement par V. E. Wicart, pharmacien, rue du Fontenoy, 77, à Roubaix, dont il a conformément à la loi déposé la marque de fabrique au greffe du Tribunal de Commerce.

Son principe actif l'Uwa est un nouvel agent thérapeutique jouant le rôle d'un antiseptique, mais d'un antiseptique dont l'action élective ne s'adresse qu'aux éléments morbides et parasitaires, sans endommager aucunement les tissus sains. Ce qui le rend doublement précieux et permet de l'employer à toutes doses sans jamais craindre le moindre effet nuisible.

C'est le souverain remède des maladies de la matrice et de ses annexes, maladies si fréquentes, si graves et souvent à terminaison si funeste chez la femme, telles que : *Dysmennorrhée ou règles difficiles, irrégulières et douloureuses, Atonie et faiblesse de l'organe, Congestions, Inflammations, Métrites, Hémorrhagies, Leucorrhée ou Flueurs Blanches, Catarrhe chronique de l'utérus, Suppurations, Salpingites et Péritonites ; Tympanite utérine ou ballonnement du ventre, Hydrométrie ou Hydropysie de la matrice, descentes et déviations, Tumeurs, Tumeurs polypiformes, Kystes et Fibromes, Ulcérations et gangrène*, et enfin, les *excroissances, végétations et hypertrophies* de la muqueuse du col utérin si communes et cependant si méconnues, lesquelles obstruent le conduit du sang et nécessitaient autrefois le curettage.

L'usage de la Poudre décongestionne la matrice et amène une sédation immédiate à laquelle succède, si le traitement est suivi rigoureusement, une guérison rapide et définitive par l'expulsion de toutes les néoformations.

Par son emploi méthodique et dirigé par un habile praticien, les *Migraines, les Vapeurs, l'Anémie, la Chlorose, la Neurasthénie, l'Hystérie, les Douleurs vagues et les tristesses*, guérissent le plus souvent quand ces affections sont la conséquence d'un état maladif de la matrice.

De même pour les maladies de poitrine, l'usage de la Méthode Roubaisienne amène souvent une telle amélioration, soit par le rétablissement normal de la circulation, soit par la guérison des hémorrhagies, soit par une nutrition plus complète, soit enfin par l'asepsie parfaite et rationnelle de tout l'organisme, qu'on peut la recommander comme adjuvant ou dernier espoir dans le traitement de ces maladies.

L'usage de la Poudre Styptique permet d'éviter ces opérations dangereuses, coûteuses et parfois abusives, qui privent fréquemment les pauvres victimes de leurs attributs essentiels et de leur raison d'être en ce monde ; opérations d'ailleurs si redoutées d'elles, que la seule appréhension de l'intervention chirurgicale suffit à les plonger dans de profondes angoisses.

Dans ces conditions, tout traumatisme est extrêmement dangereux par ses suites funestes. Mais puisqu'il existe un moyen de l'éviter en débarrassant l'économie de ses néoformations par des voies et procédés simples et naturels, pourquoi ne pas l'employer ? Ce serait sage, humain et progressif.

MODE D'EMPLOI

1° La solution normale pour injection se fait avec 25 grammes de Poudre ou une cuillerée à bouche comble pour un litre d'eau bouillante : Sur la Poudre placée au fond d'un litre, on verse peu à peu et avec précaution de l'eau bouillante jusqu'à le remplir. La Poudre s'y dissout aussitôt.

2° L'injection est très courte, elle est de 250 grammes ou d'un quart de litre et sans aucune addition d'eau. On la tiédit et agite au moment de s'en servir.

Il existe à cet effet un récipient du 1/4 de litre, conique très commode et une canule spéciale en gomme, droite et flexible. Il faut se garder des canules de verre et des canules courbes.

3° On prend deux injections par jour, une dans la matinée et une dans la soirée.

Le litre contenant 4 injections dure par conséquent 2 jours et la boîte une semaine.

4° L'injection se prend couchée sur le dos, la tête plus basse que le siège, et en fermant l'orifice afin que le contact avec la partie malade ou la tumeur soit bien établie, on tache de la conserver un quart d'heure.

Il existe un appareil de fermeture hermétique, l'Obturateur du Sphinx, qui remplit parfaitement ce rôle en ne laissant échapper pas même une goutte de liquide.

Il est surtout indispensable en cas d'hémorrhagies.

Il existe aussi un appareil, le banc supinal renfermant toutes les conditions requises de simplicité de propreté et de commodité désirables.

5° Si dans le cours du traitement on arrive à ne plus pouvoir conserver l'injection, il n'y a pas lieu de s'en préoccuper, c'est que l'inflammation trop grande gonfle les tissus ou que la tumeur a probablement déjà franchi le col de la matrice et emplit le vagin. On atteint le but en répétant plusieurs fois l'injection. Dans ce cas spécial l'Obturateur est surtout indiqué.

6° A chaque troisième jour, la malade prendra deux heures après une de ces injections styptiques une injection émolliente tiède faite avec une décoction de 30 gr. de feuilles de mauve ou de 50 gr. de graine de lin pour deux litres d'eau commune.

Mais, à l'inverse de l'autre, cette injection de lavage sera administrée debout et avec la totalité des deux litres.

7° On interrompt un jour ou deux les injections au moment des époques, si celles-ci ont leur cours régulier. Si, au contraire, à ce moment, une fausse hémorrhagie ou une débâcle se produit, c'est-à-dire la sortie d'une grande abondance de sang, résultant de la rupture d'un kyste de sang au lieu de s'abstenir de prendre les injections, on les prend en double dose, soit 50 grammes par litre. Il importe de ne pas confondre ces fausses hémorrhagies avec les règles ou les hémorrhagies vraies.

Pour tirer tout le parti possible du traitement, il faut prendre chaque jour :

Deux injections à la Poudre Styptique ;

Un lavement au Spécifique Intestinal ;

Deux doses d'Elixir Stomachique.

INSTRUCTIONS

8° Si la maladie a bien son siège dans les organes génésiques, dès les premières injections on remarquera la sortie de petites pellicules parcheminées blanchâtres qui augmenteront en grandeur, épaisseur et couleur jusqu'à ce qu'à une époque menstruelle, et souvent avec des douleurs expulsives qui s'irradient de l'abdomen aux reins, la malade évacue une partie de la tumeur sous forme de kystes ou de masses informes. Les expulsions se font ainsi chaque mois d'une façon régulière. Si la malade est âgée et aussi pour celles qui font usage de l'obturateur, les expulsions ne correspondent plus aux époques, mais elles se produisent au fur et à mesure que le travail réparateur s'accomplit jusqu'à l'expulsion complète de la tumeur dont la durée peut varier de *six mois à une année.* Mais pendant ce laps de temps aucune privation n'est imposée, et aucun régime alimentaire spécial n'est à suivre.

9° Il est bon que l'on sache que l'expulsion d'un premier kyste et le bien-être qu'on en éprouve consécutivement pourraient à tort faire croire que le traitement est terminé. Il faut au contraire le continuer jusqu'à l'expulsion du dernier kyste qui se reconnaît à ce que pendant le mois suivant rien n'a été rejeté. Alors seulement le traitement de convalescence doit commencer en observant la progression décroissante suivante :

Durant le premier mois, une injection par jour ;

»   deuxième mois, trois injections par semaine ;

»   troisième mois, deux injections par semaine ;

»   quatrième mois, une injection par semaine.

Enfin, pendant quelques mois, il faudra immédiatement, à l'issue des règles s'administrer une injection styptique comme abstergente et antiseptique.

10° Dans le cas de plaies ulcéreuses de la matrice, une injection styptique journalière qu'on prend le matin suffit. Le soir on prend une injection émolliente.

11° En l'absence des soins éclairés du docteur et en attendant que la Poudre du Sphinx soit entrée dans la pratique médicale, la malade doit étudier son mal et chercher à conduire son propre traitement suivant l'apparition et la marche des symptômes.

Ainsi elle peut augmenter graduellement la force de l'injection jusqu'à atteindre la dose de 50 grammes de poudre par litre. Mais cette dose ne doit jamais être excédée. Dans un autre sens, si la dose normale de 25 gr. est douloureuse, on peut la réduire de 5, 10, 15 gr. jusqu'à ce qu'elle soit tolérée, pour l'élever ensuite peu à peu à 25 grammes.

12° Il est à noter que pour la réussite du traitement il faut bien se conformer aux instructions et prendre les plus grands soins de propreté, ceux-ci sont même pour moitié dans la guérison obtenue.

Ces soins sont surtout nécessaires lors des crises d'expulsions mensuelles.

13° Comme la solidarité des diverses fonctions s'affirme dans les maladies et que l'intestin est dans le voisinage immédiat de la matrice, il participe par ce fait de son inflammation en outre de la gêne et des compressions qu'il éprouve de sa part, il convient de le traiter simultanément par une série de lavements au Spécifique intestinal. Son inflammation occasionne une prolifération abondante de fausses membranes jouant le rôle de corps étrangers, oblitérant le tube intestinal et qui peuvent, dans ce cas, provoquer, soit directement, soit par l'action réflexe, de graves désordres et donner lieu à de fâcheuses méprises (voir n° 2).

Dans tous les cas, le Spécifique intestinal est indiqué ; et, si chez les personnes en traitement les fonctions alvines sont troublées ou s'il existe de la constipation, l'usage des lavements s'impose concurremment avec celui des injections vaginales.

L'action thérapeutique des Produits du Sphinx s'étend on le voit, non seulement aux affections de la matrice et aux troubles du voisinage, mais aussi aux affections de l'intestin.

Ces injections et ces lavements en dégageant les viscères de toutes les productions anormales qu'ils contiennent, les rétablissent dans l'intégrité de leurs fonctions naturelles.

14° L'usage de l'Elixir est indispensable pour agir simultanément avec le spécifique sur le tube digestif et redonner aux personnes en traitement l'énergie et la vigueur dont elles ont si grand besoin.

15° En cas de douleurs lancinantes dans la région abdominale, il est bon de se frictionner avec la Pommade Résolutive.

16° Si des démangeaisons, des boutons ou des ulcérations apparaissent extérieurement pendant le cours du traitement, on les onctionne avec un peu d'huile ou de vaseline, ou on y applique un cataplasme de savon aseptique du Sphinx n° 20 et pour en prévenir le retour, on introduit un tampon de ouate hydrophile qu'on renouvelle plusieurs fois par jour.

17° La Poudre Styptique du Sphinx se vend en boîtes métalliques de 100 grammes, scellées d'une bande revêtue de ma signature et de ma marque de fabrique déposée, et au revers, dans l'écusson, le nom de J. Uyttenhove, son inventeur.

Pour les conditions d'envoi, voir le n° 31.

Demander le traitement complet pour un mois.

N° 220. a 27. 1203

--- × ---

N° 2.

SPÉCIFIQUE INTESTINAL DU SPHINX

Le Spécifique Intestinal de même que la Poudre Styptique découverte par J. Uyttenhove, est préparé et vendu exclusivement par V. E. Wicart, pharmacien, à Roubaix, et dont il a, conformément à la loi, déposé la marque de fabrique au Greffe du Tribunal de Commerce.

Ce médicament, comme tous ceux à la marque du Sphinx, a pour base l'Uwa, agent thérapeutique nouveau, qui jouit de la curieuse propriété d'être tout à la fois tonique vis-à-vis des tissus et organes sains et caustique vis-à-vis des tissus morbides, excroissances, tumeurs, etc., propriété toute nouvelle et insoupçonnée même jusqu'ici dans l'art de guérir.

Et c'est ainsi que par des lavages journaliers sa solution opère dans l'intestin le curage de toutes les productions et fausses membranes que souvent il renferme.

Si nos assertions, qui cependant sont basées sur des faits d'expérience constants et indéniables, paraissent déroger par leur nouveauté à l'opinion commune, rien ne sera plus facile que leur vérification, et cela d'autant plus que l'Uwa, le principe actif de ces médicaments, n'étant toxique à aucun degré, tous ses dérivés sont par ce fait inoffensifs et par conséquent tout essai ne présente aucun danger.

INSTRUCTIONS

Il est bon que l'on sache que le gros intestin est fréquemment le siège inaperçu de mucosités intestinales appelées catarrhe du gros intestin ou d'une prolifération abondantes de fausses membranes microbiennes ou de concrétions albumineuses et gélatiniformes qui caractérisent l'entérite-pseudo-membraneuse et qu'autrefois on appelait avec beaucoup de justesse hypocondrie, mot heureux qui rappelle tout à la fois et le siège du mal et ses effets neurasthéniques.

Cette maladie affecte surtout les personnes qui sont astreintes à un travail sédentaire et intellectuel et chez lesquelles la contention d'esprit est grande et absorbe presque toute l'activité, telles que instituteurs, professeurs, employés, hommes de cabinet, d'études, etc.

Ces productions sont si tenaces et parfois si abondantes, (des personnes en ont quitté un seau entier), qu'elles obstruent le passage et forment par places, surtout à l'angle des colons transverse et descendant (sous les côtes à gauche) et dans l'S iliaque (autour du nombril) des espèces de fausses tumeurs inopérables et inaccessibles à aucun autre agent thérapeuthique. Elles ont parfois donné lieu à de fâcheuses méprises chirurgicales, et leur persistance entraîne une foule d'affections secondaires qui gênent ou annulent les fonctions alvines et digestives et se répercutent même sur tout l'organisme telles que : *gastro-entérite, entérite pseudo-membraneuse, entérite muco-membraneuse, obstruction intestinale, occlusion, étranglement des viscères, volvulus ou coliques miserere, flatulence ou productions de vents, tympanite, gargouillements, rots ou renvois, coliques, dévoiement, diarrhée, dyssenterie, cholérine, ténesme ou envies incessantes et sans résultat d'aller à la garde-robe, constipation opiniâtre, spleen, engouement, inflammation des intestins, typhus, fièvre typhoïde, appendicite et périthyphlite : plaies, ulcères, fistules, hémorrhoïdes, catarhe intestinal, inertie de l'intestin, glaires et affection cardiaque.*

En outre, par des compressions exercées sur les organes voisins : artères, veines, vessie, prostate, foie, estomac, poumons, rate, etc., elles provoquent mécaniquement des maladies de ses organes qu'on n'arrive point à guérir parce que leur cause insidieuse échappe aux investigations. Ainsi, des compressions exercées sur les fibres nerveuses donnent lieu à des névralgies dans l'abdomen et les membres inférieurs et celles sur l'aorte descendante en gênent le cours de la circulation, se répercutent sur le cœur et y occasionnent de graves désordres. La compression des veines amène le gonflement des pieds et des jambes ; fréquemment aussi le sang se porte à la tête et y occasionne des névralgies et des désordres nerveux tels que *tristesse, mélancolie, dégoût de l'existence, neurasthénie, vertiges, etc.*

Ces fausses membranes se rencontrent à tout âge et se produisent lentement et par suite de circonstances encore peu connues dont cependant nous pourrions citer les suivantes : irritation produite par une alimentation épicée et échauffante ; abus de la bière et de l'alcool ; repas précipités, copieux ou irréguliers.

Présence d'un fragment non digéré ou de noyaux de fruit, raisin, etc., qui, logé dans une anse intestinale y détermine une irritation locale avec émission correspondante de mucus qui l'englobe et qui en se concrétant tout autour, forme le point de départ d'une occlusion.

Le même fait peut se produire à l'occasion de l'usage journalier de semences laxatives prises en nature. C r, tandis que la majeure partie concourt à l'effet cherché, une autre partie s'amasse dans quelque repli intestinal ou les petits grains en se gonflant énormément peuvent occuper tout le calibre de l'intestin et déterminer une occlusion.

Irritation de la muqueuse par le séjour prolongé des matières qui n'y doivent que passer, mais dont, à cause des exigences toujours croissantes de l'étiquette et de la bienséance, nous arrêtons le cours, en nous efforçant sans cesse de réprimer les mouvements péristaltiques de l'intestin.

Effet consécutif à une chute ou blessure et résultant soit du repos forcé soit du contre-coup. Effet dépendant de l'âge par dilatation, atonie des viscères et ralentissement des fonctions.

Effet résultant de professions ou d'habitudes sédentaires, telles celles d'écrivain, de professeur, d'homme de cabinet ou d'études, privé par les exigences professionnelles d'exercice et de mouvement indispensables à la santé.

Parmi ces professions il faut citer celle du mineur, passant sa vie privé de la lumière solaire si nécessaire aux fonctions de la peau dont la muqueuse intestinale est le reflet. Cette privation de lumière cause l'anémase ou anémie des mineurs, dont le principal symptôme est l'entérite pseudo-membraneuse.

Impression morale subite arrêtant toute fonction digestive et transformant le bol alimentaire en un corps étranger dont la présence irrite la muqueuse qui s'emploie à le chasser par des efforts répétés en sécrétant abondamment le flux muqueux expulsif, lequel n'atteint point toujours son but et produit parfois des effets opposés en se concrétant en fausses membranes tout autour.

Action de voisinage. Elles apparaissent ainsi chez les femmes qui ont quelque affection concomitante dans les organes voisins telles que tumeurs, polypes ou kystes de la matrice.

Mais avant d'arriver à son point ultime de développement l'entérite pseudo-membraneuse occasionne une foule d'accidents réflexes rebelles à tout traitement et pour cause et que résume le mot hypocondrie. C'est ainsi que certaines migraines, la gastro-entérite, la neurasthénie, les dyspepsies et notamment la dyspepsie des hypochondriaques n'ont point d'autre origine.

Pour la tympanite, les renvois, les vents, etc., on admettra facilement que la rétention des matières chaudes, humides et saturées des microbes les plus divers puisse donner lieu à des fermentations anormales accompagnées de productions de gaz qui, ne trouvant point d'issue, ajoutent au trouble de l'organisme, par des effets réflexes inattendus,

Tous les accidents si nombreux et si complexes de l'hypocondrie, maladie autrefois incurable, disparaissent un à un au fur et à mesure de la disparition de leur cause par l'emploi des lavements journaliers au Spécifique Intestinal

Jusqu'à ce jour aucun remède que nous sachions n'était arrivé à ce résultat : les purgatifs les plus violents et les lavements irritants restaient sans effet sur ces productions intestinales. De plus, la science n'avait aucun moyen d'en constater la présence parce que l'intestin rempli de ces productions n'augmente point le volume de la masse abdominale. Il n'y a qu'un remplacement lent du gaz qui remplit les viscères par les productions solides en question. Or, le Spécifique Intestinal en est tout à la fois le réactif et le remède : une seule administration en décèle la présence et une série les expulse.

En outre de l'hypocondrie et de ses nombreuses conséquences énumérées plus haut, le Spécifique Intestinal guérit *le muguet intestinal, la tuberculose intestinale, les hémorrhagies intestinales et les polypes du rectum.*

MODE D'EMPLOI

Comme un nombre suffisant d'observations nous a démontré le mode d'action du Spécifique Intestinal, nous sommes arrivés par son application rationnelle à l'administration par voie rectale de la façon suivante :

1° On emplit à ras la mesure qui se trouve dans chaque boîte, on en verse le contenu dans un litre vide qu'on remplit avec précaution d'eau bouillante, où le Spécifique ne tarde pas à se dissoudre grâce à la chaleur de l'eau.

2° Pour simplifier les choses, on prépare un litre de solution pour une série de quatre jours. car le lavement étant du 1/4 de litre, le litre dure quatre jours. La solution rectale s'administre pure sans aucune addition d'eau. Il y a à cet effet une canule spéciale à la méthode, canule longue qui permet de retenir le liquide.

3° La dose du lavement à administrer au lever est d'un quart de litre qu'on tiédit au moment de s'en servir. On le conserve 10 à 20 minutes en se couchant étendu sur le côté gauche.

4° L'usage des lavements curatifs doit être interrompu à chaque cinquième jour, c'est-à-dire à l'épuisement du litre, pour être remplacé par un lavement émollient obtenu en faisant infuser une pincée de graines de lin dans un quart de litre d'eau.

5° Pour les enfants, cette dose doit être réduite à la 1/2 ou au 1/4 suivant l'âge.

Nous avons du reste pour les enfants une solution toute préparée et appropriée à leur âge et à la délicatesse de leurs organes.

6° En outre, on peut prendre un léger purgatif tel que les *Pilules laxatives du Sphinx.*

7° Si l'intestin est le siège d'une inflammation ou de fausses membranes, la prise des lavements est douloureuse à cause du travail d'élimination qui s'y fait, des produits pathologiques qu'on retrouve dans les selles sous des formes parfaitement définies et toujours identiques : glaires, mucosités, peaux gluantes, membranes visqueuses, grises, jaunes ou verdâtres, longues quelquefois d'un mètre et plus, épaisses, cylindriques ou aplaties. Lorsque ces productions sont anciennes elles apparaissent sous forme de membranes minces, plissées, gaufrées ou festonnées ; de tubes irréguliers, à claire-voie, ramifiées, moliniforme ou en chapelet et caractérisés par une matière noire dans leur cavité intérieure, portant ainsi l'empreinte du milieu où ils ont pris naissance et des circonstances de leur production.

8° On continue le traitement jusqu'à ce qu'on les observe ; dès qu'elles cessent d'apparaître d'une façon suivie la guérison est atteinte et on supprime le traitement. Celui ci peut durer de 6 mois à un an.

9° Il peut arriver qu'après de nombreuses expulsions, celles-ci s'arrêtent bien que l'intestin contienne encore quelque chose. Il faut alors prendre des lavements de 1/2 litre, de 3/4 et même d'un litre, et si plus rien n'apparaît on s'arrête, le traitement est terminé.

10° Si l'épreuve tentée au hasard ne donne lieu pendant plusieurs jours à aucune émission et n'occasionne aucune douleur, c'est que l'intestin est indemne et libre. Il n'y a pas lieu de donner suite à l'essai.

NOTA. — Il est à remarquer que la muqueuse intestinale n'est nullement affectée par le Spécifique, à l'inverse de ce que plusieurs personnes notables croient. Ce ne sont pas des débris de la muqueuse intestinale mortifiée que le malade rejette, seules, les productions morbides sont atteintes par suite des propriétés électives spéciales au remède.

On conçoit que, les malheureux hyponcondriaques qu'avant ce jour on renvoyait de Caïphe à Pilate et dont on niait même le mal, se trouvant guéris, deviennent les ardents propagateurs du Spécifique Intestinal et lui fassent une réclame vivante, universelle et de bon aloi.

Le Spécifique Intestinal se vend chez tous les dépositaires, en boîtes métalliques, scellées d'une bande de garantie portant ma marque déposée et ma signature, et au revers dans l'écusson le nom de M. J. UYTTEN-HOVE.

Une boîte suffit en général à un mois de traitement, lequel doit cependant être continué jusqu'à cessation d'expulsions membraneuses.

Demander la canule spéciale.

Il est bon de faire un usage simultané de l'Elixir Stomachique, de la Pommade et du Baume selon les circonstances.

Prix : 3 francs.

Pour les conditions d'envoi, voir le n° 31.

Le traitement complet pour un mois coûte 14 francs.

N° 151. w5. 1001.

———— x ————

N° 3.

TOPIQUE PHAGÉDÉNIQUE DU SPHINX

Employé avec le plus grand succès dans les affections cutanées et celles des muqueuses, telles que :

a) Eczémas, plaies superficielles, psoriasis, lupus, accidents syphilitiques ;

b) Dartres, herpès, mentagre, teigne, verrues, épithéliomas, cancroïdes et chancre de fumeurs ;

c) Polypes du nez et des oreilles, ozène ou punais, tumeurs adénoïdes des amygdales et du pharynx ; coryza ou rhume de cerveau, rhume des foins ;

d) Scorbut, angine, croup, maladies de la bouche, de la gorge et de la poitrine ;

e) Ulcères variqueux, plaies ulcéreuses ou gangréneuses et cancers du sein ulcérés ;

f) Employé aussi pour injections uréthrales dans la bennorrhagie.

Le Topique Phagédénique, nouvel agent thérapeutique découvert par M. J. Uyttenhove, préparé et vendu par E. Wicart, pharmacien à Roubaix, de même que la Poudre Styptique dont il est un des dérivés, jouit de la remarquable propriété de tonifier tout à la fois la cellule physiologique et de frapper de mort la cellule morbide.

Nous ne sachions pas que personne ait jusqu'ici signalé un fait semblable dans le domaine médical : l'élection thérapeutique d'un remède, le choix quasi intelligent qu'il manifeste pour tel ou tel tissu, telle ou telle cellule à l'exclusion de tous autres tissus ou cellules.

L'annonce de ce fait paradoxal, vu l'état actuel de la science, provoque l'incrédulité et quelquefois l'hostilité des uns, mais aussi l'étonnement et l'admiration des autres, et surtout l'enthousiasme et la reconnaissance sans bornes de ceux qui en ont éprouvé les excellents effets, et qui en deviennent, par ce fait, ses ardents propagateurs. Ce qui explique le fait non moins extraordinaire de son extension spontanée et universelle.

En effet, ce modeste remède pour nous, devient une poudre merveilleuse pour ses miraculés qui le propagent dans le monde entier sans que nous ayons un seul mot de publicité à faire, dans aucun journal, revue ou affiche.

Ce fait est peut-être unique à cette époque de charlatanisme, de puffisme et de réclames à outrance.

Si ceci n'est pas la preuve évidente de la valeur d'un remède, où faut-il donc la chercher ?

MODE D'ADMINISTRATION ET DOSES

1° L'administration du Topique Phagédénique varie selon les cas, les lieux et la nature du mal. Mais pour qu'il jouisse de la plénitude de ses propriétés, il est bon de lui associer pour compléter son action curative un adjuvant variable suivant les cas, comme on le verra ci-après.

2° Deux formes pharmaceutiques lui sont applicables : la forme pulvérulente pour applications directes en saupoudrant les parties malades et la forme liquide ou solution aqueuse faite d'une cuillerée à café de Topique dans un quart de litre d'eau bouillante.

3° Pour les polypes du nez et des oreilles, s'ils sont apparents, on les saupoudre 4 à 5 fois par jour directement de *Topique Phagédénique* avec un lance-poudre, après les avoir humectés. S'ils sont situés profondément de même que pour l'ozène, on prise le Topique à l'instar du tabac, ou bien on aspire fortement par le nez, la bouche étant fermée, un nuage dudit Topique obtenu avec l'insufflateur. Enfin on peut employer la solution aqueuse en injections dans les fosses nasales. Du reste, tous les moyens sont bons et peuvent être employés simultanément pour mettre le Topique au contact du mal.

4° Pour les *affections de la bouche, de la gorge et du larynx : tuméfaction des gencives, scorbut, stomatite, angine, croup*, etc., il suffit pour les parties accessibles de les saupoudrer comme ci-dessus ; pour les parties profondes, de produire un nuage de poudre et de l'aspirer la bouche toute grande ouverte.

De plus, le gargarisme antiseptique est employé comme adjuvant n° 8.

5° Pour les injections uréthrales employer la solution aqueuse de 2° et en prendre deux par jour, une le matin et une le soir.

6° Pour les *affections cutanées sèches : dartres, herpès, mentagre, teigne, verrues, épithéliomas, couperose ou acné et chancre des fumeurs*, il suffit de saupoudrer les parties malades après les avoir lotionnées avec la solution aqueuse, en augmentant journellement la dose.

7° Mais avant chaque application, qui se fait trois fois par jour, il faut laver le mal ou la plaie avec l'émulsion de savon aseptique, puis rincer abondamment à l'eau tiède et essuyer.

8° Pour les *eczémas, plaies superficielles, lupus et glandes du sein*, il faut d'abord bien laver ces plaies avec l'eau de savon comme il est dit ci-dessus ; rincer aussi abondamment à l'eau tiède soit par affusion avec de la ouate hydrophile, soit par aspersion avec une poire en caoutchouc ; essuyer avec un linge fin et bien propre et saupoudrer de Topique puis recouvrir d'une couche légère de Pommade Résolutive.

9° Enfin, pour les *plaies profondes avec suppuration, clous ou furoncles, vicqs, panaris ou doigts blancs, phlegmons, ulcères variqueux ou fistules, plaies ulcéreuses et gangréneuses, et cancers du sein ulcérés*, on nettoye d'abord la plaie avec un peu d'huile afin d'enlever toute trace d'onguent de l'ancien pansement ; on lave à l'eau de Savon Aseptique, puis on injecte à l'aide d'une petite poire en caoutchouc la solution aqueuse du Topique, ensuite on saupoudre les parois de l'exutoire ou de l'ulcère, enfin on le recouvre d'un emplâtre d'Onguent Détersif appliqué sur un linge ou un papier un peu plus grand que la plaie.

10° Dans ce cas et le précédent, comme le principe du mal réside dans le sang, et qu'il ne cherche à l'extérieur qu'un terrain propice à son épanouissement, il est bon de le poursuivre jusque dans sa source même, en faisant un usage simultané du Dépuratif Végétal du Sphinx.

11° Au bout de quelques jours, il se produit sur les plaies et les ulcères, des croûtes qui noircissent et forment une eschare de bonne nature, laquelle peu à peu se désagrège et tombe. Il faut par des pulvérisations tout autour et par des lavages répétés l'aider dans sa chute sans cependant la forcer.

12° Dans beaucoup de cas, il se produit des démangeaisons ou *une légère éruption dans le voisinage de la plaie :* c'est, en général, un bon pronostic. Il faut, dans ce cas, les lotionner trois fois par jour avec la solution alcoolique, faite avec 1/2 cuiller à café dans un verre à vin d'eau-de-vie.

13° Dans beaucoup de cas, l'effet du Topique et de la Pommade est *d'agrandir considérablement la surface de l'aréole inflammatoire ou de la plaie*, ce qui effraie souvent les malades bien à tort, car cette aggravation apparente du mal est due à une circulation sanguine plus intense, nécessaire à charrier et à absorber les produits divers résultant de l'inflammation et accumulés en cet en droit, circulation qu'opère le contact du Topique ou de la Pommade par suite de leurs propriétés résolutives.

14° Il est utile de savoir que le Topique Phagédénique est d'une innocuité parfaite, car après la première impression tonique qu'il produit sur les tissus physiologiques, il ne joue plus ensuite que le rôle d'un corps neutre, ce qui permet d'en user sans aucun inconvénient.

15° En général, l'administration du Topique se fait trois fois par jour, matin, midi et soir, mais le nombre de ses applications peut-être diminué ou augmenté suivant les circonstances.

16° A défaut des soins éclairés du médecin, le malade doit étudier son cas pour diriger lui-même sa propre médication suivant l'apparition et la marche des symptômes qu'il remarquera. En thèse générale, il commencera par une dose légère qu'il augmentera graduellement jsuqu'aux approches de l'intolérance. Plus il pourra supporter une dose considérable de Topique et plus vite il guérira.

17° Il importe d'ajouter que la plus sévère propreté est exigée dans les pansements et envers tout ce qui touche au malade en traitement. Il n'est pas exagéré de dire que la grande propreté est pour moitié dans la guérison.

Prix : 3 francs.

Pour les conditions d'envoi, voir le n° 31.

N° 250. g 15. 0303

——— X ———

N° 4.

POMMADE RÉSOLUTIVE DU SPHINX

La Pommade Résolutive jouit des mêmes propriétés générales que la Poudre du Sphinx dont elle dérive.

Cette pommade est employée avec le plus grand succès dans les cas suivants :

a) Eczémas, herpès, dartres, mentagre, plaies, ulcères superficiels, lupus, cancer ulcéré, etc.

b) Glandes, tumeurs, goitre, tourteau ou carreau des enfants, douleurs abdominales de la matrice ou des in-

*testins, démangeaisons, cuissons, engelures, inflamma-
tions, douleurs rhumatismales, sciatique, ankylose,
goutte,* etc.

MODE D'EMPLOI

Pour le premier cas : *Eczémas, herpès,* etc., on procède
de la manière suivante :

1° Laver la partie malade avec une émulsion de savon
aseptique ;

2° Rincer à l'eau tiède ;

3° Lotionner ou mettre des compresses avec la solution
de topique (1 cuiller à café pour un quart de litre d'eau
bouillante), et laisser la compresse jusqu'à effet produit;

4° Essuyer ;

5° Saupoudrer d'un peu de topique phagédénique ;

6° Appliquer la pommade et recouvrir de ouate et de
flanelle bien propre ;

Pour le deuxième cas : *Glandes, tumeurs,* etc.:

1° Laver la partie malade avec une émulsion de savon
aseptique (voir n° 20) ;

2° Rincer à l'eau tiède ;

3° Lotionner ou mettre des compresses avec la solution
de topique (1 cuiller à café pour un quart de litre d'eau
bouillante), et laisser la compresse jusqu'à effet produit;

4° Essuyer ;

5° Chauffer la partie malade à un feu doux ou à l'aide
de flanelles ou de cataplasmes de savon aseptique (voir
n° 20).

6° Frictionner avec la pommade et recouvrir de ouate
et de flanelle.

Dans l'un et l'autre cas, ces pansements doivent être
faits matin, midi et soir, et les lavages à l'aide
d'un peu de ouate hydrophile qu'on renouvelle chaque
fois.

Comme on le voit, la Pommade Résolutive est employée tantôt comme cicatrisante et tantôt comme résolutive et fondante.

Généralement son application est douloureuse par
suite du travail éliminatoire qu'elle opère, telle sur les
plaies et les surfaces dénudées, telle aussi dans le cas

de rhumatisme où elle fait parfois l'effet d'un fer rouge placé entre cuir et chair. D'autre fois son action paraît moins active, mais elle n'est pas moins réelle et bienfaisante.

Dans beaucoup de cas il se produit des démangeaisons ou une légère éruption dans le voisinage de la plaie, c'est en général un bon signe. Il faut dans ce cas, les lotionner trois fois par jour avec la solution de topique.

Il arrive aussi que l'effet de la pommade est d'agrandir d'abord considérablement la surface de l'aréole inflammatoire ou de la plaie, ce qui effraie souvent les malades bien à tort, car cette aggravation apparente du mal n'est due qu'à une circulation sanguine plus intense, nécessaire à charrier les produits morbides résultant de l'inflammation et accumulés en cet endroit.

NOTA. — Il est à remarquer que la plus grande propreté est exigée non seulement dans le traitement mais encore sur les personnes qui le suivent. Sans elle point de guérison possible ni durable.

Il est bon de prendre en même temps l'Elixir ou le Dépuratif végétal, soit pour notifier l'organisme soit pour purifier le sang.

Chaque pot orné de l'écusson du Sphinx, est fermé d'un couvercle blanc et scellé d'une bande portant ma signature et ma marque de fabrique déposée.

Pour les conditions d'envoi, voir le n° 31.

N° 193 m6. 1103.

————— X —————

N° 5.

ONGUENT DÉTERSIF DU SPHINX

Cet Onguent est employé avec succès dans les cas de plaies profondes avec suppuration, telles que : *Clous, furoncles, panaris* (doigt blanc), *phlegmons, charbons, fistules, ulcères, kystes ulcérés, plaies variqueuses,* etc.

Il importe que dans les cas des dites plaies, l'Uwa, principe de la Poudre du Sphinx, puisse être mis en contact immédiat ou par voie interstitielle avec les dernières ramifications du mal, afin que son action antiseptique et détergente puisse s'exercer dans toute sa plénitude.

Ce but est atteint par l'emploi du pansement à l'Onguent Détersif du Sphinx, lequel lui sert de véhicule, onguent dont la nature chaude et résineuse le rapproche beaucoup de celle des produits de l'exsudation. Ce qui lui permet, en s'y emmêlant intimement, de déposer le remède sur tous les points à la fois et d'exercer ainsi son double rôle bienfaisant : déterger la plaie et la cicatriser.

MODE D'EMPLOI

1° Enlever avec un peu d'huile les restes du pansement antérieur ;

2° Laver la plaie avec l'émulsion de Savon aseptique (voir n° 20);

3° Rincer abondamment à l'eau tiède ;

4° Lotionner ou appliquer des compresses avec la solution du Topique phagédénique (1 cuiller à café pour un quart de litre d'eau bouillante) ;

5° Essuyer ;

6° Saupoudrer de Topique phagédénique le niveau de la plaie, très légèrement d'abord et augmenter ensuite peu à peu.

7° Appliquer dessus un emplâtre d'Onguent Détersif, un peu plus large que l'orifice et de l'épaisseur d'une pièce de 10 centimes ;

8° Recouvrir le tout d'un morceau de flanelle bien propre et lavé autant que possible chaque fois ;

9° Renouveler ce pansement deux fois par jour, matin et soir.

Il importe, pour obtenir un résultat définitif, qu'on suive ponctuellement les instructions sans en négliger aucune. Il importe surtout d'observer la plus sévère propreté pendant tout le cours du traitement. Sans elle, point de guérison possible ni définitive.

Ce traitement est parfaitement approprié aux circonstances particulières des plaies qui jettent ou suppurent : la lotion phagédénique constituant le meilleur tonique et antiseptique, fortifie les chairs, les assainit et enlève toute odeur putride, de plus elle les garantit de toute influence miasmatique ou contagieuse ; l'onguent en cheminant le long des trajets fistuleux atteint, quelque éloignée qu'elle soit, la source du mal et la tarit.

Après que la plaie a purgé suffisamment et qu'elle s'est refermée, la peau avoisinante devient parfois le siège d'une rougeur ou d'une petite éruption. Il suffit, dans ce cas, de l'oindre avec la Pommade Résolutive trois fois par jour.

Il est bon de relever l'état général en prenant dans le cours du traitement soit l'Elixir Stomachique, soit le Dépuratif végétal.

NOTA. — Il importe, avant de se servir de l'Onguent, de le chauffer légèrement en plaçant le pot dans un peu d'eau chaude jusqu'à ce qu'avec un petit bâton on puisse facilement en remuer toute la masse. Ce mélange doit être fait à chaque pansement.

En général un pot dure huit jours. — Chaque pot d'Onguent est revêtu d'une bande portant ma signature et ma marque de fabrique déposée.

Pour les conditions d'envoi, voir le n° 31.

N° 265. 116. 0803.

— x —

N° 6.

ÉLIXIR STOMACHIQUE DU SPHINX

Cet Elixir reconstituant, stimulant et tonique, à base d'Uwa, principe de la Poudre du Sphinx, découverte par M. J. Uyttenhove, préparée et vendue exclusivement par V. E. Wicart, pharmacien, répond au vœu exprimé par l'illustre professeur Vulpian : « *Donnez- moi un antiseptique qui puisse sans danger d'intoxication être introduit dans le sang, pour y détruire les ferments morbides.* »

Ce vœu émis, à l'Académie de Médecine est devenu aujourd'hui une réalité, grâce aux heureuses proportions d'une formule ingénieuse qui a permis d'introduire dans un véhicule approprié et sous forme d'Elixir le principe actif de ladite Poudre, cet antiseptique idéal, qui jouit

de la remarquable propriété inconnue jusqu'ici et insoupçonnée même, de tonifier tout à la fois la cellule physiologique et de frapper de mort la cellule morbide et tous
les produits étrangers à l'organisme.

Nous ne sachions pas que personne ait à ce jour signalé
un fait semblable dans le domaine thérapeutique : l'action élective d'un remède, le choix quasi-intelligent qu'il
manifeste pour tel ou tel tissu, telle ou telle cellule à
l'exclusion de tous autres tissus ou cellules.

L'annonce de ce fait paradoxal, vu l'état actuel de la
science, provoque l'incrédulité et quelquefois l'hostilité
des uns, mais aussi l'admiration des autres, et surtout
l'enthousiasme et la reconnaissance sans bornes de ceux
qui en ont éprouvé les excellents effets, et qui en deviennent par ce fait ses ardents propagateurs. Ce qui explique
le fait non moins extraordinaire de son extension spontanée et universelle.

En effet, l'Uwa, ce modeste remède pour nous, devient
une poudre merveilleuse pour ses miraculés qui le propagent dans le monde entier sans que nous ayons un
seul mot de publicité à faire dans aucun journal, revue
ou affiche.

Ce fait est peut-être unique à notre époque de charlatanisme, de puffisme et de réclames à outrance.

Si ceci n'est pas la preuve évidente de la valeur d'un
remède, où faut-il donc la chercher ?

L'Elixir Stomachique est employé simultanément, suivant les cas, soit avec le Spécifique Intestinal, soit avec
la Poudre Styptique.

Il est employé avec le plus grand succès dans les
affections suivantes : *Dilatation d'estomac, dyspepsie ou
digestions difficiles, aigreurs, vomissements, crampes
d'estomac et gastrite, atonie du tube digestif, dégoût ou
perte d'appétit, éructations, gargouillements, vents, em-
barras gastrique et gastro-entérite.*

Il est aussi employé contre le *vertige, le mal de mer,
les glaires, la pituite et comme vermifuge.*

Comme il rétablit les fonctions digestives et intestinales troublées, il est également utile dans la *constipation
et la diarrhée,* de même qu'il guérit souvent la *migraine,*

les vapeurs, la neurasthénie et l'hypocondrie, en tant que ces affections résultent d'effets reflexes.

Par ses propriétés antiseptiques électives, il débarrasse les voies digestives de tous les microbes étrangers ou nuisibles à la digestion et assure le bon fonctionnement de celle-ci.

De plus, par son usage méthodique et quotidien, il guérit *l'inflammation, les plaies et les ulcères de l'estomac*. Pris à temps, il empêche le développement du *cancer* en rétablissant les tissus dans leur intégrité. Il est en tous cas le meilleur palliatif et antiseptique à lui opposer.

Un des premiers effets qu'il produit dans ce sens est d'enlever *toute odeur* putride à l'haleine des personnes affectées d'une de ces maladies.

La médication des maladies de l'estomac est des plus difficiles et présente certains dangers et beaucoup d'incertitudes à cause de leur situation même, presque inaccessible à l'action efficace des agents thérapeutiques. En effet, d'un côté l'estomac est un véritable laboratoire où des réactions inattendues s'opèrent et déroutent toutes les prévisions en transformant la nature des remèdes ; d'un autre côté, les caustiques, à cause de leur danger et les anodins à cause de leur inutilité, ne peuvent être efficacement employés, et la Matière Médicale avant notre création ne possédait pas encore un remède doué de propriétés électives générales dues à ses affinités spéciales pour toute production morbide. Notre Elixir comble cette lacune.

L'action bienfaisante de l'Elixir ne s'arrête pas à l'estomac. Si les premières voies, par leur état normal n'ont pas épuisé le dynanisme de l'Elixir, son principe actif déversé dans le courant circulatoire assure l'accomplissement régulier des fonctions de nutrition et la complète en aidant surtout au travail d'élimination des excreta, et relève ainsi l'énergie vitale, si utile pour combattre les effets dépressifs de *l'anémie*, de *l'influenza*, de la *cachexie* et de *l'âge*.

C'est ainsi qu'il est encore recomandé dans les maladies par ralentissement ou insuffisance de nutrition, telles que *l'albuminerie, le diabète, le rhumatisme et la goutte*, et il relève l'état général en lui imprimant un coup de fouet.

La *tuberculose*, sous ses différentes formes, se trouve jugulée par son usage.

De récents et nombreux témoignages nous permettent enfin d'affirmer que c'est le meilleur spécifique à opposer à cette terrible maladie.

En effet, quel antiseptique plus inoffensif pour le sang et les tissus normaux et en même temps plus caustique dans ses propriétés électives envers les microbes pathogènes et toutes les néoformations peut-on mettre en présence du bacille de Koch ?

En outre de ses propriétés *diurétiques*, il modifie heureusement la nature de l'urine, laquelle, par ce fait, dissout les *calculs* et guérit la *gravelle et la cystite*.

Dans les cas de constipation ou de diarrhée opiniâtres et d'appendicite, il est bon de faire un usage simultané par voie rectale du Spécifique Intestinal du Sphinx.

En outre, l'usage de l'Elixir est recommandé comme adjuvant et stimulant dans tous les cas où l'on fait usage de la Poudre Styptique en injections ou en général de l'un quelconque des Produits du Sphinx.

NOTA. — Lorque l'estomac est rempli de glaires, de mucosités, de pituites ou des produits divers de l'exsudation, l'administration de l'Elixir fait l'office d'un vomotif au grand étonnement des malades, bien que d'un autre côté, il arrête les vomissements de sang.

D'autres fois, lorsque le travail d'élimination est trop soudain, il s'accompagne de légers malaises momentanés tels que : nausées, chaleurs, vapeurs ou sueurs, mais ils sont bientôt suivis d'une synergie qui redonne à l'organisme affaibli sa vigueur et sa fraîcheur premières.

MODE D'EMPLOI

L'Elixir s'administre à la dose d'un verre à liqueur ou d'une cuillerée à bouche pour les adultes, et d'une cuillerée à café pour les enfants, deux fois par jour, une demi-heure avant le repas du matin ou du midi et celui du soir.

En cas de régime lacté, ne prendre l'Elixir que deux heures avant ou après le repas.

Chaque flacon porte une échelle graduée de 14 degrés dont chacun correspond à une cuillerée à bouche, deux à la dose d'une journée et les 14 aux 7 jours de la semaine.

Comme garantie d'authenticité, chaque flacon est recouvert d'une capsule scellée d'une bande portant ma signature et ma marque de fabrique déposée.

Prix : 2 francs.

Pour les conditions d'envoi, voir le n° 31.

N° 210. J 15. 1003.

———— × ————

N° 7.

SIROP PULMONAIRE DU SPHINX

Ce Sirop est le meilleur remède à opposer aux diverses affections de la Poitrine, affections si nombreuses dans notre climat froid, humide et si variable, telles que *rhumes, bronchites, catarrhe, coqueluche, asthme, emphysème, grippe, influenza et tuberculose.*

En effet, aux éléments balsamiques, calmants et expectorants employés jusqu'ici pour ces affections, notre sirop Pulmonaire y joint en proportions exactement dosées celui de l'Uwa, principe actif de la Poudre du Sphinx, cet antiseptique par excellence qu'on peut introduire partout dans l'économie, sans danger d'intoxication en vertu de son action élective. En effet cet antiseptique est inoffensif et neutre pour le sang et les tissus normaux, et en même temps il est caustique pour toutes les productions pathologiques. Peut-on trouver mieux pour les délicats organes de la Poitrine ?

Aussi l'usage du Sirop Pulmonaire ne tarde pas à produire les meilleurs effets par une expectoration plus abondante et plus facile qui déblaye les voies respiratoires, par une sédation de la toux et des douleurs de poitrine et par une plus grande liberté de respiration, enfin par la cicatrisation des parties enflammées.

La Tuberculose sous ses différentes formes se trouve jugulée par son usage joint aux pulvérisations du topique phagédénique. Si dans quelques cas très graves il ne peut arrêter l'envahissement du mal, du moins en calme-t-il les symptômes. De récents et nombreux témoignages nous permettent enfin d'affirmer que c'est le meilleur remède à opposer à cette terrible maladie qui fait tant de victimes.

L'Uwa par ses affinités si curieuses à l'égard des seuls tissus malades, occupe une place à part dans la matière médicale, car presque tous les remèdes employés jusqu'ici voient leur action étroitement limitée par la prudence du praticien qui ne peut les employer qu'à dose infime à cause de l'action générale et identique qu'ils ont sur tous les tissus indistinctement (car il ne faut pas que le remède soit pis que le mal). Il fallait trouver un agent chimique, agissant différemment selon la nature des tissus et selon leur structure : attiré par les uns et repoussé par les autres à la façon d'un aimant, et il fallait que cet agent fut doué d'un dynanisme tel qu'étant intermédiaire entre la vitalité de la cellule physiologique et celle de la cellule morbide, il tonifie l'une et mortifie l'autre. C'est ainsi que notre Sirop Pulmonaire s'attaque à la cause même du mal en le détruisant dans son essence, tout en combattant ses symptômes.

MODE D'EMPLOI

La dose du sirop est de 2 à 4 cuillerées à bouche selon la gravité des cas pour les adultes, et de 2 à 4 cuillerées à café pour les enfants.

Mais il importe en même temps d'observer les prescriptions hygiéniques suivantes : se préserver du froid et de l'humidité, prendre des infusions sudorifiques, appliquer sur la poitrine des révulsifs, sinapismes, teinture d'iode ou thapsia, tenir le corps libre et prendre s'il est nécessaire quelques légers purgatifs, et en cas de constipation opiniâtre ou de diarrhée, employer le Spécifique Intestinal et les Pilules laxatives.

Chaque flacon est scellé d'une bande portant ma signature et ma marque de fabrique.

Prix : 2 francs.

Pour les conditions d'envoi, voir le n° 31.

N° 222. v. 2. 0903.

——— × ———

N° 8.

GARGARISME ANTISEPTIQUE DU SPHINX

Ce gargarisme antiseptique est employé avec succès dans toutes les affections de la bouche, de la gorge et du larynx avec ou sans production de fausses membranes telles que : *aphthes, muguet, tuméfaction des gencives, scorbut, fétidité de l'haleine, granulations, tumeurs du voile du palais, abcès et gangrène de la bouche.*

Inflammation ou hypertrophie des amygdales, végétations adénoïdes de la gorge, polypes naso-pharyngiens, obstruction de la trompe d'Eustache provoquant souvent la surdité, polypes des cordes vocales, extinction de la voix, angines, catarrhe du larynx, etc. Enfin, dans toutes les affections de la gorge de quelque nature que ce soit, affections si diverses et si nombreuses dans cette région du corps et surtout dans le jeune âge.

L'usage méthodique du gargarisme antiseptique, assainit et tonifie la muqueuse. Toutes les productions morbides et excroissances sont rapidement attaquées, mortifiées et expulsées de l'organisme par son usage qui est, du reste, absolument inoffensif.

MODE D'EMPLOI

On emploie le Gargarisme Antiseptique de préférence pur, mais pour les enfants on peut y ajouter son volume d'eau. On en fait 6 à 8 applications par jour de la manière suivante :

On en prend une gorgée qu'on promène successivement dans les différentes parties de la cavité buccale en l'agitant en tous sens et, qu'en renversant la tête, on fait barboter dans la gorge avant de la rejeter. Après on se rince abondamment et à plusieurs reprises avec une décoction de racines de guimauve (20 grammes pour un litre) afin d'enlever les détritus de toute nature que la gargarisation a détachés des parties sous jacentes.

En plus, une fois le matin et une fois le soir, on doit, après ces lavages, prendre à nouveau une gorgée de gargarisme, la promener également dans toute la cavité buccale et cette fois l'avaler lentement.

Simultanément avec le Gargarisme, on fait des insufflations de Topique Phagédénique, à l'aide du lance-poudre. Ces deux moyens ont presque toujours raison du mal. Dans le cas de polypes du nez le gargarisme est également utile à cause de l'état général de la muqueuse naso-pharyngienne qui se modifie heureusement par l'usage du gargarisme antiseptique dont l'action se répercute jusque dans les fosses nasales.

Comme garantie d'authenticité, chaque flacon est recouvert d'une capsule scellée d'une bande portant ma signature et ma marque de fabrique déposée.

Prix : 2 francs.

Pour les conditions d'envoi, voir le n° 31.

— × —

N° 0.

ÉLECTUAIRE ANTI-CROUPAL DU SPHINX

L'Electuaire anti-croupal du Sphinx est le meilleur spécifique à opposer aux ravages du croup, cette terrible maladie, l'effroi des mères et l'inquiétude permanente des familles.

Que de jolis enfants sont chaque année enlevés par ce minotaure à la tendresse de leurs parents, lesquels courent, éperdus et affolés, demandant à tous les échos un remède efficace. Hélas ! jusqu'ici, de tous les remèdes qui tour à tour ont été préconisés à cet effet, aucun n'a répondu à l'indication thérapeutique, ni aux espérances maternelles. A notre tour, nous entrons en lice et apportons notre modeste concours en mettant aux mains du praticien cet électuaire contre le croup dont il pourra bientôt apprécier les excellents effets et en diriger l'administration suivant la marche des symptômes.

Qui pourrait nous blâmer, en apportant ici notre contingent d'expérience, de combler une lacune et d'enrichir la matière médicale d'un nouveau médicament ?

Certes, il ne suffit pas de présenter un produit pour qu'il soit accepté d'emblée, mais ceux qui ont déjà éprouvé les bons effets des produits à la marque du Sphinx et reconnu la sincérité et l'exactitude des renseignements fournis à leur sujet n'hésiteront point à nous croire sur parole et à employer, le cas échéant, l'Electuaire contre le croup.

MODE D'EMPLOI

En attendant l'arrivée du docteur on peut donner comme dose expectative une cuillerée à café d'heure en heure et en badigeonner le fond de la gorge à l'aide d'un peu de ouate hydrophile fixée au bout d'un bâtonnet et qu'on renouvelle chaque fois.

Comme dose préventive, en cas d'épidémie de croup ou lorsque l'enfant est déjà affecté de quelqu'une de ces nombreuses maladies des voies respiratoires, et qu'on redoute, surtout en temps de brouillard, l'invasion du redoutable fléau, une cuillerée à café le soir au moment du coucher suffit.

Et, si par un temps inclément, la sortie de l'enfant ne peut être différée, une cuillérée à café lui servira de prophylactique.

Prix : 3 francs.

Pour les conditions d'envoi, voir le n° 31.

N° 10.

DÉPURATIF VÉGÉTAL DU SPHINX

Le Dépuratif végétal du Sphinx, est un des principaux éléments de la *Méthode Roubaisienne ;* il est le meilleur remède qu'on puisse employer pour purifier le sang et les humeurs de l'économie dans les nombreuses maladies dont elle peut être le siège, telles que : *Acreté et vices du sang, inflammations, rhumatisme, goutte, arthrite, gravelle, rougeurs, démangeaisons, fièvres, engorgement des glandes, diathèse scrofuleuse, hémorrhagique, scorbutique et cancéreuse, teint jaune, lassitude et cachexie, et toutes les manifestations syphilitiques.* Il répond au vœu exprimé par l'illustre professeur Vulpian : « Donnez-moi un antiseptique qui puisse, sans danger d'intoxication être introduit dans le sang, pour y détruire les ferments morbides. »

Ce vœu émis à l'Académie de Médecine, est devenu aujourd'hui une réalité, grâce au Dépuratif Végétal.

Les diverses maladies de la peau : *Herpès, dartres, eczémas, plaies superficielles, plaies variqueuses, fistules, lupus et ulcères,* se guérissent rapidement si on a soin d'employer simultanément avec ledit Dépuratif, le Topique, la Pommade ou l'Onguent suivant les circonstances.

En effet, tandis que, d'un côté par l'application extérieure du remède, le mal est directement attaqué par la vertu thérapeutique si spéciale de leur principe actif qui sépare des tissus sains et normaux toutes les productions pathologiques, en tonifiant les uns et frappant de mort les autres le Dépuratif du Sphinx, d'un autre côté, déversé dans la circulation, agit intérieurement sur la nutrition de tous les organes en éliminant les éléments nuisibles et les déchets organiques qui par leur accumulation, offrent un terrain favorable à la pullulation des microbes et au développement des tumeurs et des maladies diverses.

Par ses propriétés antiseptiques électives, le Dépuratif débarrasse les voies digestives de tous les microbes étrangers ou nuisibles à la digestion et assure le bon fonctionnement de celle-ci.

De plus, par son usage méthodique et quotidien, il guérit l'*inflammation, les plaies et les Ulcères de l'estomac.* Pris à temps, il empêche le développement du *cancer* en rétablissant les tissus dans leur intégrité. Il est, en tous cas, le meilleur palliatif et antiseptique à lui opposer.

En outre de ses propriétés *diurétiques* il modifie heureusement la nature de l'urine, qui, par ce fait, dissout les *calculs* et guérit la *gravelle* et la *cystite*.

Dans le cas de constipation ou de diarrhée opiniâtre, il est bon de faire un usage simultané par voie rectale du Spécifique Intestinal.

Le mal ainsi attaqué intus et extra, cède bientôt, surtout si on y ajoute un troisième facteur, la propreté la plus scrupuleuse : Lavages à l'émulsion de Savon aseptique, lotions au Topique (voir n° 3, 2°), enlèvement des détritus et eschares au fur et à mesure de leur production.

Ces trois moyens : Dépuratif, Topique et Propreté ont presque toujours raison des affections les plus anciennes et les plus rebelles aux moyens thérapeutiques employés jusqu'à ce jour.

MODE D'EMPLOI

Le Dépuratif Végétal s'administre par cuillerées à dessert pour les adultes, une le matin et une le soir une demi-heure avant le repas en nature ou mieux dans une décoction de graine de lin ; pour les enfants par cuillerées à café.

Prix : 3 francs.

Pour les conditions d'envoi, voir le n° 31.

N° 226. 14. 1103.

Nᵒ 11.

BAUME ANTI-HÉMORRHOIDAL DU SPHINX

Le Baume Anti-hémorrhoïdal du Sphinx est employé avec le plus grand succès contre les hémorrhoïdes et toutes leurs manifestations, simultanément avec le Spécifique Intestinal.

Une des principales causes de la production des hémorrhoïdes est la compression du tronc de la veine iliaque, soit par une tumeur, soit par la rétention habituelle des matières, soit encore par la présence de fausses membranes intestinales formant des amas parfois considérables et qui ont jusqu'ici passé inaperçus par l'impossibilité où l'art médical était de constater leur présence.

Cette maladie si commune, souvent si douloureuse et si rebelle à tout traitement, se guérit maintenant avec la plus grande facilité grâce à l'emploi simultané à l'extérieur du Baume anti-hémorrhoïdal sous forme d'onctions renouvelées trois fois par jour, et à l'intérieur par l'emploi du Spécifique Intestinal administré en lavements, un chaque matin.

Sous cette double action, la stase sanguine ne tarde pas à disparaître, les veines hémorrhoïdales reprennent leur tonicité et leur calibre normal et la circulation sanguine locale suit son cours naturel. Les néoformations survenues à la suite de l'affection ne tardent pas à être attaquées et rejetées de l'économie, et la muqueuse intestinale assainie et fortifiée reprend sa fonction première. Et ainsi toute intervention chirurgicale devient superflue.

MODE D'EMPLOI

1ᵒ Laver la tumeur hémorrhoïdale avec une émulsion de savon aseptique, rincer à l'eau pure et essuyer.

2ᵒ Onctionner la tumeur avec le Baume à l'aide d'une

flanelle légère et renouveler ce pansement trois fois par jour.

NOTA. — Parallèlement à ces applications externes de Baume anti-hémorrhoïdal, la cure des hémorrhoïdes exige l'administration chaque matin du Spécifique Intestinal avec remplacement tous les cinquième jour par une décoction émolliente.

Prix du Baume : 2 francs.

Pour les conditions d'envoi, voir le n° 31.

N°113. x 2. 0101.

N° 12.

VADE-MECUM DU SPHINX
Vulnéraire, Antiseptique et Hémostatique

Ce petit étui de poche est indispensable pour parer aux mille accidents journaliers, tels que *coupures, éraflures, écorchures, brûlures, piqûres et morsures, saignements de nez, coryzas ou rhumes de cerveau et migraines, boutons, aphtes, envies, verrues et cors.*

Pour les premiers accidents, il suffit de déposer une prise du vulnéraire sur la plaie qu'il s'agit de panser, quelques instants suffisent pour qu'une prompte cicatrisation s'opère. Une seule application y suffit.

Pour les seconds, il suffit d'en priser une pincée deux ou trois fois dans la journée.

Sur les verrues et cors on y dépose une pincée de vulnéraire après les avoir mouillés avec un peu de salive deux ou trois fois par jour.

Enfin, pour ceux qui redoutent, à juste titre, les morsures suspectes d'animaux errants, plus de craintes à avoir ; le cas échéant, le contenu de l'étui versé immédiatement dans la plaie constitue le meilleur antidote instantané contre tous microbes, venins et virus de la rage.

Ce vulnéraire est très utile à tous, et principalement à ceux qui manient des instruments tranchants : menuisiers, bouchers, cordonniers et coiffeurs ; ou à ceux qui sont exposés aux coups et blessures : serruriers, entrepreneurs, machinistes, mineurs, cochers, voyageurs et cyclistes ; ou enfin à ceux qui ont charge des autres : parents, instituteurs, directeurs et contre-maîtres. Ceux-ci en plaçant le vade-mecum avec leurs menus objets de poche sont assurés de toujours trouver le remède à côté du mal et de pouvoir par cette sage précaution être utiles à leurs semblables dans une foule de circonstances imprévues.

Prix : 0,50 centimes.

Pour les conditions d'envoi, voir le n° 31.

Nᵒ 204. g 5. 0603.

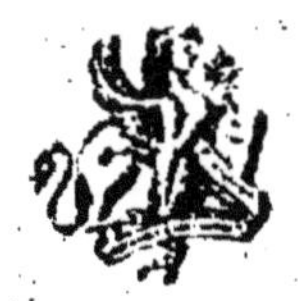

§ VIII

ACCESSOIRES

Instructions relatives au mode d'emploi de quelques appareils en usage dans la Méthode Roubaisienne pour faciliter son application

Toute méthode nouvelle basée sur un principe nouveau exige pour son application une instruction spéciale et des appareils et instruments spéciaux. D'un autre côté, le principe du traitement étant de mettre l'Uwa, l'agent actif de la Poudre du Sphinx en contact immédiat parfait et prolongé avec la tumeur ou la plaie et ce par tous les moyens possibles, nous avons été amené à imaginer les divers appareils suivants qui remplissent bien leur destination.

Ces appareils, que toute personne en situation doit se procurer, présentent un triple avantage : la rapidité du traitement qu'on abrège considérablement, la facilité et la commodité qu'on en éprouve, enfin l'avantage inappréciable de pouvoir se soigner seul en se passant de toute aide, de tout témoin.

Ces instructions pourront paraître superflues et même puériles à certaines personnes plus avancées, mais elles seront bien reçues par le plus grand nombre des malades qui n'ont en général aucune idée de ces appareils et qui seront heureux d'en avoir une explication précise et complète.

NOTA. — Les *numéros* mis en regard de chaque notice correspondent à ceux du prix-courant.

Nº 13. — Douche Roubaisienne

La Douche Roubaisienne, prix : 5 francs.

N° 13 bis. — Récipient seul

Le Récipient seul, prix : 1 franc, très utile à cause de son volume approprié, et de sa forme. Par son volume il répond exactement au 1/4 de litre prescrit et simplifie par là le mesurage en permettant de le remplir sur place sans le déranger. De plus, par sa forme conique, il permet de recueillir les dernières gouttes du liquide ainsi que le léger dépôt qui fait partie intégrante de l'injection. La douche peut servir également à la prise des lavements.

N° 14. — Poire du 1/4 de litre

La poire du 1/4 de litre, prix : 5 fr., est commode, simple, peu encombrante ; elle peut en voyage surtout, remplacer la douche et tous les autres systèmes d'injections. Elle se remplit et se vide par simple pression et de la manière suivante :

On comprime la poire en rapprochant ses parois dans le sens de la longueur, on replie la surface formée par l'aplatissement de la poire et on serre fortement dans la main gauche aidée de la main droite pour en chasser tout l'air. La poire ressemble ainsi à un fuseau ou à une feuille de caoutchouc pliée en quatre. On en plonge alors l'embout ou l'extrémité de corne dans le liquide, placé dans une cuvette et en retirant les mains, on l'abandonne à elle-même. La poire ne tarde pas à reprendre sa forme primitive en aspirant peu à peu le liquide, qui finit par la remplir.

Lorsqu'elle est remplie, il est bon de la dresser et d'y verser encore quelques gouttes du liquide jusqu'à débordement, car il peut se faire que la pression qui a chassé l'air, ait été insuffisante.

Il suffit alors. après avoir introduit la canule, de placer l'embout de corne dans la partie évasée de ladite canule et de chasser le liquide dans le corps en répétant le mouvement décrit plus haut.

Ceci fait, on retire brusquement la canule.

Nota. — Comme il faut conserver le lavement pendant un quart d'heure, il importe d'employer la canule spéciale, suffisamment longue afin de refluer le liquide au delà du rectum, car tout liquide au contact direct du rectum est rejeté aussitôt et dans le cas actuel l'effet serait manqué.

Si la canule n'était pas retirée brusquement, une partie du liquide chassé pourrait rentrer dans la poire dès que l'énergique pression de la main viendrait à faire défaut.

Nº 15. — Canule spéciale

Canule spéciale, prix : 1 franc 25, en gomme noire, droite, mince, à extrémité atténuée et légèrement flexible et portant deux ouvertures latérales. Indispensable pour prendre les injections dans la situation couchée, en considération de ce fait que dans cette situation, le passage ou vagin étant devenu rectiligne, la canule qui est destinée à y pénétrer doit l'être également. Les canules courbes et celles en verre doivent être rejetées. La canule fait partie de la douche complète,

Nº 16. — Obturateur du Sphinx

L'Obturateur du Sphinx, prix : 5 francs. L'obturateur du Sphinx a pour effet de retenir la solution styptique dans la cavité vaginale.

Il est, avec le banc supinal, l'appareil indispensable à l'application de la *Méthode Roubaisienne* des injections vaginales, car il permet d'en retirer tout l'avantage possible dont ordinairement une fraction seule est utilisée à produire l'action curative. En effet, très peu de personnes parvenaient-elles et encore avec grands efforts de gymnastique, à retenir la totalité du liquide prescrit. Si jusqu'ici quelques-unes seulement arrivaient à ce résultat désiré, toutes aujourd'hui pourront l'obtenir grâce à l'*Obturateur du Sphinx*, lequel par sa forme complètement appropriée à sa destination, et la matière onctueuse et élastique du caoutchouc dont il est formé, oblitère complètement l'orifice sans qu'il ne se puisse perdre une goutte du liquide qu'il est chargé de retenir.

Voici comment on l'emploie :

(a) Placer l'obturateur sen-même en ayant soin que la face bombée et portant l'inscription soit posée en dehors.

(b) Introduire avec précaution la canule au centre de l'appareil et l'enfoncer doucement en la tournant entre les doigts jusque, si c'est possible, la partie conique.

(c) Appliquer exactement l'obturateur en y exerçant pendant la durée de la pose une très *légère* pression avec les deux doigts de la main gauche placés d'aplomb ou verticalement et dont les extrémités sont posées sur les étoiles (**) situées de chaque côté de la canule. De la sorte, la pression exercée au centre se répartit uniformément sur toute la circonférence qui adhère parfaitement à la peau. Appliquée ailleurs, la pression se reporte sur un ou deux points opposés et l'appareil bascule en laissant échapper le liquide par les points non adhérents.

(d) Mettre avec la main droite dans la partie évasée de la canule le bout conique libre du robinet, l'ouvrir et conserver les choses en l'état sans bouger, ni rien déplacer pendant dix minutes.

Immédiatement tout le liquide passe dans le vagin ou passage, sans qu'il ne s'en perde rien ; et il peut y être conservé le temps nécessaire à épuiser son effet curatif.

Un peu d'habitude est nécessaire au maniement de l'obturateur ; après quelques essais on arrive vite à s'en servir avec grand profit. Ici comme en toutes choses il faut un peu de patience et de persévérance. On n'obtient rien sans peine.

Par son usage, la durée du traitement se trouve de beaucoup abrégée, de plus il donne plus de facilité et de liberté pour la prise des injections, et permet, le banc supinal aidant, de se traiter seule et par conséquent de se dispenser de toute aide inopportune et toujours gênante.

Nº 16 bis. — Obturateur avec sa canule

L'Obturateur avec sa canule, prix : 6 fr. 25.

Nº 17. — Lance-Poudre

Le Lance-Poudre ou insufflateur, prix : 2 francs; est employé dans une foule de cas où il s'agit de mettre l'Uwa ou le principe du Topique au contact des surfaces malades ou à le faire pénétrer dans des trajets fistuleux ou bien encore dans des cavités naturelles, telles que les oreilles, les fosses nasales, l'arrière-bouche, le larynx, la poitrine et les poumons.

Cet appareil permet de ménager le produit en l'utilisant entièrement sans en perdre, comme il arrive souvent par l'usage des doigts. En effet, on peut l'employer en aussi petite quantité qu'on veut et d'une façon presque imperceptible. De plus, on peut conserver le Lance-Poudre toujours en poche et l'employer à tout moment propice, dix à vingt fois par jour.

Voici comment on l'emploie :

(a) On sépare la buise de l'entonnoir en tenant celui-ci avec la main gauche et en imprimant à la buise un mouvement centripète ou de dévissement.

(b) On verse dans la balle 1/2 cuiller à café de Topique, et on revisse.

(c) On insuffle le Topique en tenant le lance-poudre entre les deux premiers doigts, l'index et le majeur placés à la jonction de l'entonnoir et de la balle, et on imprime quelques brusques mouvements avec le pouce placé en-dessous en aplatissant quelque peu le fond de la balle suivant l'effet qu'on veut produire.

Nº 18. — Banc Supinal

Le Banc Supinal, prix : 25 francs, destiné à remplacer le lit et les différents systèmes pour la prise des injections. Il est utile à toutes les malades et indispensable à celles dont le traitement est de longue durée. Sa dépense est bien vite récupérée par l'économie considérable de temps, de personnel et de non-détérioration des literies qu'il procure.

Voici comment on s'en sert :

(a) On pose d'abord la douche conique à l'endroit de la chambre qui paraît le plus commode, le plus accessible et à une hauteur de 1 m. 75 environ.

(b) On y amène le banc et après l'avoir ouvert on le garnit d'oreillers de façon à faire une ligne continue au niveau du coussin rembourré qui sert de siège.

(c) On se place sur le siège et on se renverse en portant la tête vers la partie la plus basse de l'appareil.

(d) On replie les jambes et on pose le creux des pieds dans les deux échancrures du dossier contigu au siège.

Nº 10. — Planche Clinale

La Planche Clinale, prix : 17 francs, est destinée aux personnes alitées et qui ne peuvent sortir du lit. Ici les coussins et les traversins soutiennent la malade qui ne peut se passer d'aides dans ce cas spécial.

Pour les conditions d'envoi, voir le nº 31.

Nº 212. I'3 0903

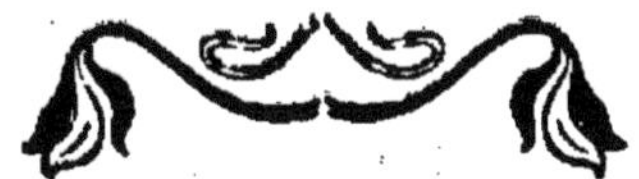

§ IX

SUPPLÉMENT AUX PRODUITS

No 20.

SAVON ASEPTIQUE DU SPHINX

Le Savon Aseptique du Sphinx est employé dans la Méthode Roubaisienne sous deux formes pharmaceutiques : en émulsion et en cataplasmes.

Comme c'est la première fois que le Savon est employé d'une façon systématique dans la pratique médicale, il est indispensable de s'étendre un peu sur le modus faciendi de ses formes pharmaceutiques, afin d'en retirer tout le parti possible au point de vue thérapeutique.

1° EMULSION

Avant l'application de la Pommade Résolutive, de l'Onguent Détersif, du Baume Anti-hémorrhoïdal et des lotions faites avec le Topique Phagédénique, il est bon de nettoyer la surface malade avec une émulsion de Savon Aseptique, afin que la peau dénudée et attendrie permette plus facilement le passage du médicament.

A cet effet, nous avons de petits blocs de *Savon Aseptique* avec lesquels on peut faire un litre d'émulsion de la façon suivante : On réduit le bloc en petits fragments qu'on introduit dans un litre *ad hoc* dans lequel on verse avec précaution de l'eau bouillante (1), où le savon ne tarde pas à se dissoudre.

Il suffit ensuite, à chaque pansement, de prendre un peu de cette émulsion et d'y ajouter le double de son volume d'eau bouillante ; de laver la partie malade à l'aide d'un peu de ouate hydrophile ou en cas de plaie, en injectant partout dans les coins et recoins, à l'aide d'une petite poire en caoutchouc (2), le liquide émulsif. Ensuite, on enlève doucement les croûtes et tous les produits d'excrétion jusqu'à ce que la plaie soit mise à vif, sans cependant rien forcer ni produire aucune déchirure. Puis on rince abondamment à l'eau tiède, on essuie avec de la ouate hydrophile et on continue le pansement suivant les instructions respectives aux cas.

2° CATAPLASMES

Pour les glandes du cou, du sein, et les engorgements des ganglions, les inflammations douloureuses, gonflements, tumeurs externes, etc., et dans certains cas de maladies de la matrice où des démangeaisons, des boutons, des ulcérations se produisent extérieurement, on emploie le *Savon Aseptique* sous forme de cataplasmes.

A cet effet, le petit bloc de *Savon Aseptique*, coupé en menus morceaux, est placé dans un vase quelconque contenant 1/2 litre d'eau qu'on a fait bouillir préalablement et on continue à chauffer en agitant avec une baguette jusqu'à fusion et mélange homogène.

Pour appliquer le cataplasme de savon, on prend une certaine quantité de la masse emplastique, une cuillerée à soupe, par exemple, qu'on place sur un morceau de flanelle propre, chaque fois, et qu'on applique à même et le plus chaudement possible sur la glande, la tumeur, etc., et on le conserve un quart d'heure ; après quoi on essuie et on continue le traitement, suivant les instructions respectives aux maladies.

(1) L'eau bouillante est recommandée parce que l'eau qui a bouilli est purifiée de toutes ses impuretés : les microbes et leurs spores sont détruits, les sels calcaires sont précipités et les gaz ou substances volatiles se sont dégagés avec la vapeur.

(2) Nous avons à cet effet, une petite poire en caoutchouc très commode qu'on manie comme celle du n° 14 ; Prix : 1 franc.

Prix du *Savon Aseptique* : 0.50.

Pour les conditions d'envoi, voir le n° 31.

No 222. R2. 1203.

No **21.**

ORNITHOPHILE WICART

Remède infaillible contre le *Niflé et le Muguet* des pigeons voyageurs et des coqs et en général contre les diverses maladies des oiseaux, telles que : le *Muguet jaune, les Poquettes, le Sec, le Larmoiement, la maladie d'aile, le Niflé ou Coryza, le Croup, l'Indigestion, la Diarrhée, la pourriture du Jabot, la fausse mue, la maladie des pattes, les polypes,* etc., tant des dits pigeons et coqs que des pinsons, serins, perruches, perroquets, faisans, dindons, pintades, etc.

Le niflé, qui cause parfois de si grands ravages dans les pigeonniers et fait le désespoir des amateurs, est victorieusement et rapidement combattu par l'usage de l'*Ornithophile*. Un traitement d'un ou de deux jours et des plus simples suffit à le guérir, sans laisser la moindre trace.

Jusqu'ici beaucoup de remèdes ont été employés a cet effet sans grand succès. Seul, l'*Ornithophile* remplit toutes les conditions demandées ; et, au dire des colombophiles émérites qui en ont fait de nombreux essais : aucun produit ne réalise un effet plus prompt, plus décisif, tout en étant des plus inoffensifs tant pour l'homme qui le manie que pour les oiseaux sur lesquels on opère.

L'*Ornithophile* est un produit *absolument nouveau* et qui n'a rien de commun avec tout ce qui a été préconisé jusqu'ici dans le même but.

Cette circonstance et son efficacité lui assurent un succès mérité et qui ne cessera de s'accroître.

MODE D'EMPLOI

Pour le *Niflé*, il suffit de faire 3 ou 4 pulvérisations par jour dans les narines et la gorge. Quant au *Muguet*, on enlève d'abord avec précaution les plaques jaunâtres, espèces de champignons qui ont envahi la gorge et immédiatement on y insuffle l'*Ornithophile*, qui assainit et cicatrise la plaie. Deux insufflations par jour suffisent.

Si facile et si efficace que soit ce traitement, il est encore préférable de prévenir le mal en ajoutant de temps en temps à la boisson ordinaire des oiseaux une pincée du précieux Remède qui bientôt sera en mains de tous les amateurs d oiseaux.

Pour se servir du soufflet, on y introduit d'abord un peu d'*Ornithophile*, et, après avoir fait passer la tige métallique dans la buise, pour s'assurer qu'elle n'est pas bouchée, on l'ajuste en introduisant le gros bout dans l'ouverture de la balle et en insinuant le bord libre circulaire de celle-ci dans la rainure de la buise située entre ses deux rondelles. Il suffit ensuite de comprimer le soufflet entre le pouce et l'index pour lancer un nuage d'*Ornithophile*.

Prix : Le demi-étui, 0,50. — L'étui, 1,00.— Le soufflet, 0,75.

Le nécessaire de l'oiseleur, se composant de l'étui, du soufflet, d'un peu de ouate hydrophile et du débouchoir, le tout enfermé dans un manchon commode et propret : 2 francs.

Pour les conditions d'envoi, voir le n° 31.

N° 215. C J. 690).

N° 22.

PILULES LAXATIVES DU SPHINX

Les *Pilules Laxatives* sont fréquemment employées dans la *Méthode Roubaisienne*, pour agir concurremment avec le Spécifique Intestinal et l'Elixir Stomachique ou le Dépuratif Végétal.

Elles ont une action spéciale sur la partie moyenne du tube digestif et complètent ainsi la médication de cet organe qui, jusqu'ici n'était touché que dans ses points extrêmes, la partie moyenne étant restée inaccessible.

Elles facilitent les évacuations en réveillant les mouvements péristaltiques de l'intestin et produisent une garde-robe par jour, ce qui est absolument nécessaire à la santé.

MODE D'EMPLOI

On prend une pilule le matin à jeun et une le soir en se couchant, de façon à obtenir le résultat indiqué.

Et pour se maintenir strictement dans cette limite, on en augmente ou diminue la dose suivant les circonstances.

La boîte, du prix de 2 francs, est scellée d'une bande portant ma signature et ma marque de fabrique.

N° 127. pl. 110).

Nº 23.

Traitement du Ver Solitaire

PAR LE

TŒNIFUGE COMPOSÉ DU SPHINX
V. E. WICART

AVIS

Beaucoup de remèdes contre les *Vers Solitaires* ont été préconisés jusqu'à ce jour avec plus ou moins de succès. Nous offrons celui-ci comme ayant toujours donné des résultats prompts et certains et nous pouvons de plus en garantir l'innocuité.

MODE D'EMPLOI

Le traitement se compose de trois éléments qu'on emploie de la manière suivante :

1º Une solution destinée à être administrée en lavements de 250 grammes, un chaque matin pendant quatre jours.

2º Le cinquième jour, on prend la mixture tœnifuge par verrées, environ huit : un tous les 1/4 d'heure jusqu'à épuisement de la bouteille. Puis un moment après et lorsqu'on sent se produire des mouvements intestinaux, on prend :

3º Le purgatif en une seule fois et on attend ensuite l'expulsion du ver solitaire qui ne tarde pas à se produire.

Il importe de ne pas rompre le tenia en exerçant sur lui des tractions. Il faut attendre patiemment son expulsion naturelle.

Prix du traitement : 5 francs.

Pour les conditions d'envoi, voir le nº 31.

Nº 218. n. 130).

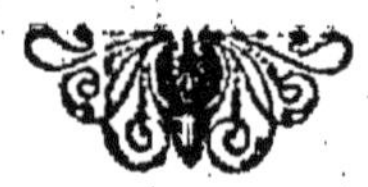

§ X

N° 30

PRIX-COURANT

DES

Produits spécialisés à la Marque du Sphinx

N° 1

La Poudre Styptique, dont la solution est employée sous forme d'injections dans toutes les *affections de la matrice et de ses annexes : métrites, kystes, fibromes, etc.* 2 fr.

N° 2

Le Spécifique Intestinal, dont la solution est employée par voie rectale, dans les diverses affections qui ont pour siège le tube digestif et principalement le gros intestin : *entérite membraneuse, gastrite, appendicite, constipation opiniâtre, ballonnement du ventre, diarrhées rebelles,* etc. — Prix : 3 fr.

N° 3

Le Topique Phadégénique, employé soit en lotion pour compresses ou lavages, soit en nature sous forme d'insufflations directes dans les *affections cutanées et dans les cas de polypes du nez et des oreilles, d'ozène, d'ulcères, de gangrène, de chancre des fumeurs, d'épithéliomas, de cancer du sein, de lupus,* etc. — Prix : 3 fr.

N° 4

La Pommade Résolutive, pour les cas d'*eczémas, de dartres, d'herpès, de loupes, de glandes, de tumeurs du sein, de rhumatismes,* etc. 2 fr.

N° 5

L'Onguent Détersif, pour les *phlegmons, panaris ou doigts blancs, ulcères variqeux, fistules*, et en général pour les plaies profondes avec suppuration. 〰

N° 6

L'Elixir Stomachique, comme tonique et stimulant, et contre la *dyspepsie et la dilatation d'estomac, ainsi que contre les plaies, ulcères et cancers de l'estomac.* — Prix : 2 fr.

N° 7

Le Sirop Pulmonaire, pour les *diverses affections de la poitrine.* — Prix : 2 fr.

N° 8

Le Gargarisme Antiseptique, pour les *affections de la bouche, de la gorge, du larynx et des amygdales.* — Prix : 2 fr.

N° 9

L'Electuaire Anticroupal, contre le *croup et les diverses espèces d'angines.* — Prix : 3 fr.

N° 10

Le Dépuratif Végétal, pour tous les vices du sang, employé concurremment avec la Pommade ou l'Onguent et dans les mêmes cas que ceux-ci et comme adjuvant interne. Employé avec succès dans le *rhumatisme, la gravelle, les calculs et la pierre*, il guérit rapidement la *Syphilis* et toutes ses manifestations, sans danger d'intoxication ultérieure comme il arrive malheureusement avec les remèdes actuellement employés. — Prix : 3 fr.

No 11

Le Baume Anti-hémorrhoïdal, pour les *hémor-rhoïdes* simultanément avec le Spécifique. — Prix : 2 fr.

No 12

Le petit étui de poche, le Vade-Mecum, pour tous les petits accidents journaliers, *boutons, coupures, écor-chures, éraflures, piqûres, morsures,* etc. — Prix : 50 cent.

No 13

La Douche spéciale conique de petit calibre accom-pagnée d'une canule appropriée. — Prix : 5 fr.

No 13 bis

Récipient seul. — Prix : 1 fr.

No 14

Poire en caoutchouc du 1/4 de litre accompagnée d'une canule appropriée. — Prix : 5 fr.

No 15

Canule spéciale. — Prix : 1 fr. 25.

No 16

L'Obturateur du Sphinx, pour conserver l'injec-tion. — Prix : 5 fr.

No 16 bis

Obturateur avec canule. — Prix : 6 fr. 25.

No 17

Insufflateur ou lance-poudre. — Prix : 2 fr.

N° 18

Le Banc à injections, *banc supinal* renfermant toutes les conditions de simplicité de propreté et de commodité désirables. — Prix : 25 fr.

N° 19

La Planche Clinale ou Appareil à cuvette pour prendre les injections sans sortir du lit : indispensable aux personnes alitées. - - Prix : 17 fr.

N° 20

Le Savon aseptique, dose pour faire 1 litre d'émulsion. — Prix : 50 centimes.

N° 21

Ornithophile Wicart, pour toutes les maladies des oiseaux, prix 1 fr. 00. — avec accessoires, prix 2 fr. 00.

N° 22

Pilules laxatives pour le *traitement de l'intestin*, concurremment avec le Spécifique. — Prix : 2 fr.

N° 23

Traitement contre le *ver solitaire*. Tœnifuge du Sphinx. — Prix : 5 fr.

N° 24

Petite poire en caoutchouc pour injecter la solution de Topique Phagédénique dans les fosses nasales, les oreilles, les trajets fistuleux et dans les plaies profondes, ainsi que pour l'Emulsion du Savon aseptique et l'eau tiède du rinçage dans l'emploi de celui-ci.

NOTA. — Pour simplifier les choses on peut demander un traitement d'un mois pour *maladie de matrice, d'intestins, d'hémorrhoïdes, polypes du nez, de cancer, etc.*

Tout produit vendu au-dessous du prix marqué doit être refusé comme suspect.

§ XI

EXPÉDITIONS

N° 31.

Tarif et Conditions des Expéditions

Les expéditions se font le jour même de la commande hormis les dimanches et jours fériés.

Elles se font contre remboursement ou après la réception des fonds, qui se fait en un mandat-poste ou en timbres-poste pour les petites sommes. Dans ce dernier cas, prière de ne pas coller les timbres, parce que les timbres collés sont inutilisables.

Le port et l'emballage sont à la charge du destinataire.

En gare : 1 fr.; à domicile : 1 fr. 25 ; contre remboursement : 2 fr. pour les colis jusque 3 kilogs.

Par poste : 20 centimes par boîte ; 30 centimes par pot.

Pour les demandes de renseignements prière d'adresser un timbre pour la réponse.

Demander la brochure pour plus amples explications : envoyer 50 centimes pour prix et port.

Pour simplifier les choses et éviter des frais toujours onéreux, nous conseillons pour les maladies de matrice et d'intestins dont le traitement est de plusieurs mois de commencer par prendre ce qui est nécessaire pour un mois de traitement.

Pour les pays étrangers, conditions spéciales pour chacun d'eux.

Bien spécifier le *nom* ou le *numéro* des produits d'après le Prix-Courant ci-présent.

Afin d'éviter tout retard dans les envois, prière d'écrire très lisiblement les nom et adresse et bien indiquer la gare et le bureau de poste qui desservent la localité où l'expédition doit se faire, ainsi que le département, même si ces renseignements ont déjà été donnés précédemment.

Dépôt général à Roubaix, chez V. E. Wicart, pharmacien, angle des rues du Fontenoy, 77, et de Blanchemaille, 134. (Deuxième rue à main gauche en descendant de la gare.)

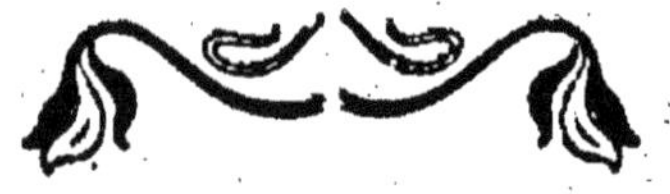

§ XII

PROPAGATION

N⁰ 32.

Extension dans le corps médical
Noms des Docteurs ayant particulièrement étudié l'action thérapeutique des Produits du Sphinx et leur application aux diverses maladies des femmes et autres

Arras, Mademoiselle Celse, docteur en médecine, maladies des femmes et des enfants. — Consultations mercredi et samedi, de 10 heures à midi, 6, rue de la Larderie. — Tous les jours, de 2 à 4 heures, route de Bucquoy.

Consultations par correspondance.

Berck-sur-mer, Dʳ Quettier.

Lille, Dʳ Delmotte, à Saint-André-lez-Lille, rue de Lille.

Paris, Dʳ Billinkin, consultations les lundi, mercredi et vendredi, boulevard Haussmann.

Paris, Dʳ Lucien Héry, 59, rue de Maubeuge, de 1 heure à 3 heures.

Asnières, Dʳ Acquérin, place Nationale, 3.

Epernay, Dʳ Billinkin, 15, rue Jean-Moët.

Magnat l'Etrange (Creuse), Dʳ Chabannes.

Courtrai, Dʳ Arthur Masureel, 11, rue de Buda (Belgique).

Grammont, Dʳ Emile Van Bokstaele, place de la Gare (Belgique).

N° 33.

DÉPOSITAIRES RÉGIONAUX
chez lesquels les Pharmaciens non dépositaires peuvent se procurer les produits du Sphinx

Pour Paris, MM. Monnot Bartholin et Cie ; spécialités pharmaceutiques, 21, rue Michel-Lecomte, à Paris. — Tél. 159-46. (Ancienne maison Marchand.)

Pour la Belgique, M. Albert Derneville, boulevard de Waterloo, 64, Bruxelles. — Téléphone 1094.

N° 34.

NOMS ET ADRESSES DES PHARMACIENS
Dépositaires des Produits spécialisés à la Marque du Sphinx

A PARIS, chez MM.

Ier arrondiss. (Louvre)	Fauvet, rue Saint-Denis, 31. Henry Flach, rue de la Cossonnerie, 8. Delouche, place Vendôme, 2.
IIIe arrondiss. (Temple)	Dr Legros et Cie, (Pharmacie-Française), place de la République 1 et 3. Gauthier, rue Beaubourg, 24.
IVe arrondiss. (H.-de-Ville)	Picard, rue Saint-Antoine, 119.
Ve arrondiss. (Panthéon)	Jaumes, 2, rue Claude-Bernard. Langlet (Pharmacie normale N.-D.), rue Lagrange, 11, Téléphone 225-61.
VIe arrondiss. (Luxemb.)	I. Vigoureux, rue de Vaugirard, 33. Fournisseur du Sénat. A. Debruère, 49, rue Bonaparte et 26, rue du Four.
VIIe arrondiss. (Invalides)	Léon Schmitt, avenue Bosquet, 49.

VIII⁰ arrondiss. (Elysée)	E. Logeais, 37, avenue Marceau, Téléphone, 519-51.
X⁰ arrondiss. (St-Laurent)	A. Cartaz, rue Lafayette, 81.
XII⁰ arrondiss. (Reuilly)	Emile Grin, rue de Reuilly, 51.
XIV⁰ arrond. (Observat.)	F. Richert, avenue de l'Observatoire, 47 et boulevard Port-Royal, 100. Ad. Buisson (Pharmacie Moderne de Montrouge), 2, avenue Chatillon et 91, rue d'Alésia.
XV⁰ arrondiss. (Vaugirard)	Julien Moitier, 20, avenue du Maine. Téléphone 719-17.
XVI⁰ arrondis. (Passy)	J. Gourdel, 2, rue Mozart. Téléphone 693-79. G. Bascourret, avenue d'Iéna et rue Galilée, 37. Téléphone 550-51.
XVII⁰ arrond. (Batign.)	P. Delarbre, 7, place Péreire.
XVIII⁰ arrond. (Montmartre)	G. Goetz, boulevard de Rochechouart, 17 bis.
XIX⁰ arrond. (Buttes-Ch.)	Angellier, boulevard de la Villette, 31. téléphone, 421-67.
XX⁰ arrondiss. (Ménilm)	Delannoy, 20, rue du Pré-St-Gervais. Victor Demontmérot, Pharmacie Centrale de la place Gambetta, 4.

Nᵒ 85.

DANS LES AUTRES DÉPARTEMENTS, à

Abbeville, chez M. Michel, rue de l'Hôtel-de-Ville, 10 (Somme).

Agen, chez M. Fulchie, boulevard du Président-Carnot.

Aix-les-Bains, chez M. Marius Rey (Haute-Savoie).

Aix-les-Bains, chez M. Coquerel, Pharmacie Internationale. (Haute-Savoie).

Albert, chez M. Louis Sauvage, place d'Armes (Somme).

Amiens, chez M. Cauchetier, r. de la Hotoie, 53 (Somme).

Amiens, chez M. V. Lamarre, 7, rue Duméril (Somme).

Aniche, chez M. Deffontaine (Nord).

Annœulin, chez M. Courmont (Nord).

Annonay, chez M. Bosdure, rue Boissy-d'Anglas, 28 (Ardèche).

Arcachon, chez M. J. Vacher, Pharmacie Centrale et Anglaise, avenue Gambetta, 1 (Gironde).

Arles, chez M. Encontre, rue de l'Hôtel-de-Ville, 34, (Bouches-du-Rhône).

Armentières, chez M. Debailleul, rue de Lille, 29 (Nord).

Arras, chez M. Delattre, rue Méaulens, 11 (P.-de-C.).

Arras, chez M. Raoul Doffoy, rue de Ronville, 11

Arras, chez M. Eloy, 22, rue Méaulens.

Arras, chez M. Fourcy, 5, Petite-Place.

Asnières, chez M. le Docteur A. Acquérin, place Nationale, 3.

Audincourt, chez M. L. Abry (Doubs).

Avesnes-le-Comte, chez M. Léon Blasart (P.-de-C.)

Avignon, chez M. Montel, rue des Marchands, 11 (Vaucluse).

Bagnères-de-Bigorre, chez M. Pouverreau (Hautes-Pyrénées).

Bayonne, chez M. Soupré, rue Lormand et Pont-Neuf (Basses-Pyrénées).

Beaume-les-Dames, chez M. E. Margueron, quai Danroz (Doubs).

Beaumetz-les-Loges, chez M. Félix Daubresse (P.-de-C.)

Beaune, chez M. Blandin, rue Carnot (Côte-d'Or).

Beauvais, chez M. Gyoux, rue de Malherbe, 1 (Oise).

Berck-sur-Mer, chez M. le Docteur Quettier.

Bertincourt, chez M. Gaston Blomme (Pas-de-Calais).

Besançon, chez M. H. Faivre (Doubs).

Béthune, chez M. A. Quiret-Hanquelle, 69, Grande-Place.

Béziers, chez M. Sicard, avenue de la République, 1 (Hérault).

Béziers, chez M. Jules Marill, Allées Paul Riquet, 23, (Hérault).

Biarritz, chez M. H. Bignon, 5, rue Mazagran (English Chemist).

Biarritz, chez M. Raynaud, chimiste-expert des tribunaux, Place Sobradiel et Avenue Victor-Hugo, téléphone 29. (Basses-Pyrénées).

Bolbec, chez M. Georges Hauchecorne, 3, place Léon Desgenetais (Seine-Inférieure).

Bollezeele, chez M. Cockenpot (Nord).

Bordeaux, chez M. Bousquet, rue Sainte-Catherine, 8 (Gironde).

Bordeaux, chez M. Oubrerie, pharmacien, chirurgien-dentiste, 34, cours Saint-Jean.

Boulogne-sur-Mer, chez M. Dutertre, rue Victor-Hugo, 36 (Pas-de-Calais).

Boulogne-sur-Seine, chez M. Henri Biaudet, 108, avenue de la Reine. (Seine).

Bourges, chez M. G. Boivin, rue du Commerce, 13 (Cher).

Bourgneuf-Val-d'Or, chez M. V. Terrillon (Saône-et-Loire).

Bully-Grenay, chez M. Alfred Tourbez (P.-de-C.).

Calais, chez M. Artzet (Pas-de-Calais).

Cambrai, chez M. Cnudde, rue Sadi-Carnot (Nord).

Cannes, chez M. Victor Laurent, droguiste.

Carcassonne, chez M. Régi, Grande-Rue, 16 (Aude).

Carvin, chez M. Achille Courtecuisse, Grande-Place (Pas-de-Calais).

Castelnaudary, chez M. Rey, Grande-Rue, 16 (Aude).

Cateau (le), chez M. Dehaussy (Nord).

Caudry, chez M. Ch. Leleu, rue Saint-Quentin. (Nord).

Châlons-sur-Marne, chez M. Bottmer, place de la République, 52 (Marne).

Chatenay, chez M. J. Chapel, près Nantes (Loire-Inférieure).

Châteauroux, chez M. Cayron, place de l'Hôtel-de-Ville (Indre).

Clamart, chez M. Bonneron, 231, rue de Paris. (Seine).

Clermont-Ferrand, chez M. Rochefort, place Royale, 1 (Puy-de-Dôme).

Comines, chez M. Deschildre.

Compiègne, chez M. Lequeux, place du Change, 15 (Oise).

Corbie, chez M. H.-M. Bonaire (Somme).

Cousolre, chez M. A. Prévot (Nord).

Crépy-en-Valois, chez M. Marcel Barrat, 23, rue Nationale (Oise).

Dax, chez M. Ducamp, place de la Cathédrale (Landes).

Denain, chez M. Paul Demode, 98, rue de la Station (Nord).

Dieppe, chez M. Paris, Grande-Rue, 30 et 32, (Seine-Inf.).

Dijon, chez M. H. Bruant, Pharmacie Nouvelle (Côte-d'Or).

Douai, chez M.

Doullens, chez M. H. Delahaye (Somme).

Draguignan, chez M. Imbert, rue du Marché (Var).

Dunkerque, chez M. Baggio, place Jean-Bart. (Nord).

Epernay, chez M. J. Weinmann, 2, place de l'Hôtel-de-Ville. (Marne).

Epinal, chez M. Paul Baetzner, rue Boudiou (Vosges).

Estaires, chez M. Dignoire, Grande-Rue, 61 (Nord).

Flines-les-Raches, chez M. Thilloy (Nord).

Foix, chez M. Alexandre Brunet, rue de Bistourne, 22 (Ariège).

Fontainebleau, pharmacie anglaise, place Dénécourt (Seine-et-Marne).

Fresnes (Nord), chez M. Devred, Grande-Rue

Gradignan, chez M. Rongère (Gironde).

Grasse, chez M. Martin, rue des Aires, 12 (Alp.-Marit.).

Grenoble, chez M. Adolphe Davin, rue Lakanal, 20 (Isère).

Grenoble, chez MM. Rolland, Gaymard et Boissand, droguistes (Isère).

Halluin, chez M. Hindrick, place de l'Eglise (Nord).

Hazebrouck, chez M. L. Lernout, 40, rue de la Clef.

Hénin-Liétard, chez M. A. Godin, Grande-Place (Pas-de-Calais).

Hersin-Coupignies, chez M. Lhomme (Pas-de-Calais).

Issoudun, chez M. Villoing, rue du Château (Indre).

Le Havre, chez M. Lecocq, rue de Paris, 137 (Seine-Inf.).

La Bassée, chez M. Ferdinand Cailliez, Grande-Place (Nord).

La Madeleine-lez-Lille, chez M. E. Berthou, rue de Lille, 139 (Nord).

Laon, chez M. Letellier, ancienne pharmacie Roi, place
  du Bourg (Aisne).
Lens, chez M. Léon Legay, Grande-Place (P.-de-C.).
Libourne, chez Ch. Verdier, place de la Verrerie, 16
  (Gironde).
Lille, chez M. Guermonprez, rue Lepelletier, 28 (Nord).
Lille, chez M. Dubus, rue des Arts, 7.
Lillers, chez M. Em. Dissaux, 5, rue du Commerce. (Pas-
  de-Calais).
Limoges, chez M. Lacoste, pl. Jourdan (Haute-Vienne).
Louviers, chez M. Dhamelincourt, 6, rue du Neubourg
  (Eure).
Lyon, chez M. Boveil, pharmacie des Terreaux, place des
  Terreaux, 9 et rue Sainte-Marie, 7 (Rhône).
Lyon (Monchat), chez M. Breland, cour Richard-Villon,
  40. (Rhône).
Magnat l'Etrange, chez M. Chabannes, médecin (Creuse).
Magnet-de-Montagne, chez M. Emile Barre (Allier).
Mailly-Millet, chez M. Georges Postel. (Somme).
Marseille, chez M. Chaix, rue de Noailles, 11 (Bouches-
  du-Rhône).
Marseille, chez M. Robert, 6, cour du Chapître.
Maubeuge, chez M. J. Huart, rue de Mons, 38 (Nord).
Meurchin, chez M. Achille Deleruyel (Pas-de-Calais).
Montauban, chez M. L. Doustin, Grande-Rue Villebour-
  bon, 45 (Tarn-et-Garonne).
Montélimar, chez M. Brun, rue Sainte-Croix (Douos).
Montluçon, chez M. Marcel Nioche, Pharmacie Denis-
  Papin), 10, rue de la République (Allier).
Montpellier, chez M. L. Ginies, place St-Denis (Hérault).
Montreuil près Paris, chez M. Winckler, 11, rue Molière.
Moulins, chez M. Mille, rue Paul-Bert (Allier).
Nancy, chez M. Dorez, rue des Quatre-Eglises, 2 (Meur-
  the-et-Moselle).
Nantes, chez M. L. Bouyer, 12, rue Saint-Léonard (Loire-
  Inférieure).
Narbonne, chez M. Viala, rue de la République, 54
  (Aude).
Néris-les-Bains, chez M. Gabriel Hubert, place des Ther-
  mes (Allier).

Nice, chez J. A. Carbonel, 60, avenue de la Gare et 34,
rue Pertinax. — Téléphone. — (Alpes-Maritimes).

Nimes, chez M. Sabatier, place de la Maison-Carrée, 2
(Gard).

Niort, chez M. O. Nadeau, rue Victor-Hugo (Deux-
Sèvres).

Orchies, chez M. H. Couplet, Grande-Rue (Nord).

Orléans, chez M. G. Goueffon, 50, rue Bannier (Loiret).

Pau, chez M. Smitch, rue du Lycée (Basses-Pyrénées).

Périgueux, chez M. Ventenont, 3, cour Michel-Montaigne
(Dordogne).

Péronne, chez M. Roguet, Grande-Place, 8 (Somme).

Perpignan, chez M. Lucien Verdot, 5, rue des Marchands
(Pyrénées-Orientales).

Plougastel-Daoulas, chez M. Le Chauveau (Finistère).

Poitiers, chez M. Puy, place d'Armes (Vienne).

Râches, chez M. Legrand (Nord).

Reims, chez M. Mauchant, 26, rue de Taleyrand (Marne).
Téléphone.

Reims, chez M. Christiaens, place Royale.

Riom, chez M. Mariton, rue de l'Hôtel-de-Ville, 13 (Puy-
de-Dôme).

Roanne, chez M. Saluces, pharmacie du Serpent, rue Mul-
sant (Loire).

Rochefort-sur-Mer, chez M. Ollivier, 55, rue de l'Arsenal
(Charente-Inférieure).

Romorantin, chez M. Gourbillon (Loire-Inférieure).

Roncq, chez M. Dumoulin, (Nord).

Rouen, chez M. André Lemasson, rue des Bons-Enfants,
54 (Seine-Inférieure).

Rouen, chez M. Travers et Coleu, 34, rue de la Grosse-
Horloge.

Saumur, chez M. Filmon, 27, rue de la Tonnelle.

Saint-Aubin-les-Elbeuf, chez M. J. Quevauvillier.

Saint-André, chez M. Guillemin, 63, rue de Lille (Nord).

Saint-Brieuc, chez M. M. Laserre, pharmacie-droguerie
de l'Etoile (Côtes-du-Nord).

Saint-Denis, chez M. Landabure, place de l'Hôtel-de-
Ville, (Seine).

Saint-Etienne, chez M. Bouchardy, r. Gérentel, 2 (Loire).

Saint-Germain-en-Laye, chez M. Ed. Boubel, 64, rue au Pain.

Saint-Omer, chez M. Lefebvre, rue de l'Ecusserie (Pas-de-Calais).

Saint-Pol, chez M. Lequien (Pas-de-Calais).

Saint-Quentin, chez M. E. Rochatte, Grande-Place, 38 (Aisne).

Saint-Venant, chez M. Elie Belva (Pas-de-Calais).

Salies-de-Béarn, chez M. H. Dufourg, place Jeanne-d'Albret (Basses-Pyrénées).

Salies-de-Béarn, chez M. J. Larouy, cour du Jardin Public (Basses-Pyrénées).

Soissons, chez M. Patard, rue des Cordeliers (Aisne).

Somain, chez M. Broutin (Nord).

Tarbes, chez M. Richard, rue Thiers, 25 (Hautes-Pyrén.).

Thumesnil-Fâches, chez M. Paul Dobritz (Nord).

Toulon, chez M. J. Viol, cours Lafayette, coin de la rue des Prêcheurs (Bouches-du-Rhône).

Toulouse, chez M. Destouet, avenue Lafayette, 2 (Haute-Garonne).

Toulouse, chez M. Tercinet, pharmacie Parisienne, place Lafayette, 7, et rue Lapeyrouse, 14. (Haute-Garonne).

Tourcoing, J. Claeys, place Notre-Dame (Nord).

Tours, chez M. Tremblay, place de Beaune, 10 (Indre-et-Loire).

…lins, chez M. Jean-Baptiste Denoyel. (Isère).

Valenciennes, chez M. Sabin-Boulet, 3, place d'Armes (Nord).

Vernon, G. Aubert (Eure).

Versailles, chez M. E. Poullin, 47, rue Carnot (Seine-et-Oise).

Vesoul, chez M. Ferry, 6, rue de la Gare (Haute-Saône).

Vichy, chez M. Saget, pharmacie de la Grande Grille (Allier).

Vichy, chez M. J. Boulot, Grande Pharmacie de Paris, 4, rue Burnol.

Vienne, chez M. Desmales, Pharmacie Normale, 5, place Miremont (Isère).

Villemomble, chez M. Em. Max. Lacour, 6, place de la Mairie. (Seine).

Vierzon, chez M. J. Routhier, 3, place d'Armes (Cher).
Voiron, chez M. A. Pascal (Isère).
Wattrelos, chez M. J. Blanckaert, angle des rues Carnot
et du Moulin.

N° 30.

A L'ÉTRANGER

BELGIQUE :

Anvers, chez M. O. Debeul, 57, longue rue Neuve.
Ath, chez M. J. Ancelin, rue Pintamont.
Avelghem, chez M. Aug. Van Caemelbeke.
Baudour, chez M. Georges Raimond.
Blankenberghe, chez M. Kaeuffer. Téléphone 43.
Bruges, chez M. H. Standaert, rue des Pierres.
Bruges, chez M. Lefebvre, rue des Dominicains, 1.
Braine-le-Comte, chez M. Tordeur, 67, rue de la Station.
Bruxelles, chez M. Albert Derneville, 61, boulevard de
Watterloo. Téléphone 1091.
Bruxelles, chez M. François Staes, 108, rue Neuve, an-
cienne pharmacie Luyckx.
Bruxelles, chez M. Em. Pélerin et Cie, rue de l'Ecuyer, 20.
Bruxelles, chez M. Denayer, place Liedts.
Bruxelles, chez M. Janssens, 18, rue Sainte-Catherine
(Bourse).
Courtrai, chez M. Hulpiau, 36, rue de la Lys.
Dixmude, chez M. Verwaerde.
Erquelines, chez M. Emile Tenret.
Gand, chez M. Léon Cruyt, ancienne pharmacie-dro-
guerie Puls, 4, place de la Calandre.
Grammont, chez M. Jules Van Ongeval, rue de la Paix.
Houdeny-Goegnies, chez M. Pourbaix.
Havré, chez M. Nestor Vindevogel.
Leuze, chez M. Ernest Duquesne.
Liége, chez M. Goossens, rue de la Cathédrale.
Louvain, chez M. Ephrem Darbé, rue de Bruxelles, 60.
Malines, chez M. Prosper Van Melckebeke, 27, rue du
Serment.
Menin, chez M. Rotiers, 19, Grande-Place.

Mouscron, chez M. Ernest Maes, Grande-Place.

Mons, chez M. Henry Sury, rue d'Havré.

Namur, chez MM. Ernest Médard et Gustave Divers, 16, rue Emile Cuvelier.

Ostende, chez M. A. De Cock, rue des Sœurs-Blanches, 16.

Ostende, chez M. Halewyk, 6, Marché aux Herbes.

Péruwelz (Bon-Secours), chez M. Marcel Gailly, pharmacien-droguiste, rue Raucourt.

Pont-à-Celles (Hainaut), E. Govaerts.

Renaix, chez M. Léon de Bel, rue du Poivre.

Roux (près Charleroi), chez M. Ch. Petit, pharmacien.

Selzaete (frontière hollandaise), Hendrik Van Aken, Leegstraat, 11.

Seraing, chez M. Brouchon, pharmacie centrale.

Sirault (Hainaut), chez M. Ovide Picron.

Spa, chez M. C. Leboute.

Thielt, chez M. Van der Ghinst.

Tournai, chez M. Brame, 44, rue de Cologne.

Verviers, chez M. Léon Pirart, place du Palais-de-Justice.

Verviers, chez M. Gust. Andrien, Pont-Saint-Laurent.

Ypres, chez M. Charles Linotte, 29, Marché au Beurre.

DANS LES AUTRES PAYS :

Amsterdam, chez M. Henri Sanders (pharmacie de la Cour), Rokin, 8. (Hollande).

Doordrecht, chez M. E. G. W. De Bosson (Hollande).

Etats-Unis, à River-Rouge (near Détroit-Michigan), chez M. Belanger, pharmacien.

Etats-Unis, à New-Worcester (Manchester), chez M. Ch. Decuyper, 8, Cartis Street.

Angleterre, à Londres, chez M. Nurthen et Cie, 390 Strand W. C.

Italie, à Milan, chez M. Strazza, Piazza Fontana.

Madagascar, à Majunga, chez MM. Jouen et Limare.

Sénégal, à Dakar, chez MM. N. et P. Acar.

Syrie, à Beyrouth, chez M. S. Acar.

Syrie, à Tripoli, M. Doumani.

Brésil, à Parnahyba, chez M. O. S. Caza.

Colombie, à Cartagena, chez M. Fadul Z.

Mexique, à Mérida, chez M. N. Simon.
Pérou, à Lima, chez M. S. Nacer.
La Plata, à Buenos-Ayres, M. Ad. Neyer, 587, Cuyo (République Argentine).
Venezuela, à Caracas, chez M. Cury.
Turquie, à Smyrne, chez M. P. Perini, pharmacien de la Grande-Bretagne, rue Franque (Turquie).
Batavia, chez MM. J. et H. Jansens et Cie, (Java, Sumatra Celébes).

§ XIII

RECUEIL DE LETTRES ET D'ATTESTATIONS

relatant les bons résultats
des produits à la Marque du Sphinx employés dans la Méthode Roubaisienne

N° 37.

Argument

Les attestations qui suivent et qui sont choisies parmi un grand nombre d'autres, sont destinées à éclairer la religion du public sur les propriétés merveilleuses et encore inédites des produits à la marque du Sphinx.

C'est une espèce de leçon de choses si à la mode aujourd'hui ; c'est aussi un moyen pratique d'apprendre à connaître leur emploi suivant les divers cas et circonstances, car on assiste pour ainsi dire à un cours de clinique donné par les malades eux-mêmes à un public préparé et attentif.

Si défectueuse et si élémentaire que puisse paraître une explication fournie par une personne qui a éprouvé les effets dont elle parle, elle est cependant plus intéressante et plus suggestive que celle fournie par toute autre.

« *Laissez parler les malades* » Vous apprendrez beaucoup en écoutant leurs discours avec bienveillance et discernement.

Cette publication qui pourrait passer comme un procédé d'un goût douteux aux yeux des personnes délicates, sera approuvée par elles-mêmes, si elles veulent bien faire attention aux explications qui vont suivre. Elles en comprendront la nécessité qui répond au vœu le plus impérieux des malades : « *Mais, citez-moi un exemple, un seul exemple.* »

La chose n'est pas facile, parce que les promesses et serments faits dans l'imminence du danger et aux portes du tombeau sont bientôt oubliés lorsqu'on revient à la santé ; on oublie même qu'on a été un jour malade ; et il faut avoir le sentiment de la reconnaissance bien prononcé et une grande dose d'humanité pour se le rappeler.

« Citez-moi un exemple, un seul exemple. »

Malgré les cas innombrables de guérison, nous ne pourrions citer d'office un seul nom parce que nous sommes liés par la loi de la discrétion ; il faut que des personnes charitables nous en délient et poussent l'abnégation jusqu'à permettre la publication de leurs nom et adresse

C'est beaucoup donner, mais s'il y a nombre d'égoïstes qui ne songent qu'à leur petite personne et quelques pervers qui se réjouissent du malheur du prochain, il y a de par le monde de grands cœurs qui ne trouvent leur plaisir qu'à se dévouer pour les autres ; ils ne regardent à rien dès qu'il s'agit de soulager les souffrances, de consoler les malades et de leur prodiguer des encouragements. Leur cœur déborde d'affection et c'est pour eux presque une nécessité de se prodiguer au prochain.

Oh ! femmes bonnes et généreuses, dont la grandeur d'âme et le sentiment de la reconnaissance surpassent les vaines susceptibilités mondaines, recevez ici nos hommages et nos remerciements et ceux de toutes les personnes qui souffrent. Mais votre récompense vous la trouvez en vous-mêmes dans la pratique constante des plus nobles vertus ; car vous faites partie de celles dont un Dieu a dit : « Heureux ceux qui consolent les affligés. »

Sachez cependant que chaque jour vos noms sont bénis par des milliers de malades.

Bien que nous ayons l'autorisation de publier les noms des signataires des attestations, nous avons cru par esprit de réserve et de tact, ne pas devoir en user à l'égard de tous, et chacun comprendra la délicatesse de notre conduite. Mais, nous nous chargeons pour les cas spéciaux et sur la demande formelle des malades de les mettre en rapport avec les signataires ou d'autres personnes avec lesquelles elles désireraient s'entretenir.

Ces lettres sont dévorées par les malades ; elles leur créent une espèce d'atmosphère morale salutaire dans laquelle elles se plaisent et où elles puisent le courage, l'espérance et la force nécessaires à poursuivre jusqu'au bout le traitement libérateur. Car il faut bien le dire, le concours de la malade et sa volonté sont indispensables au succès du traitement.

Cette publication n'est pas une œuvre de vaine réclame mercantile, ni de gloriole personnelle. C'est une œuvre essentiellement philanthropique, utilitaire et progressive.

C'est l'introduction à une méthode nouvelle, féconde en résultats inattendus et merveilleux, et basée sur les effets d'une découverte thérapeutique et dont l'honneur de beaucoup d'applications, nous aimons à le dire, revient à l'initiative heureuse des malades eux-mêmes. On pourrait dire avec justesse que cette méthode sort des entrailles du peuple. Il nous a suffi de recueillir les faits, de les contrôler, de les soumettre au crible de la critique avant de les offrir au public.

La chose se conçoit un peu, parce que ceux qui, par devoir de profession sembleraient destinés à favoriser son application et auxquels nous n'avons cessé de faire appel, la repoussant systématiquement, les malades sont obligés de se soigner eux-mêmes, souvent à la bonne franquette, et commettent parfois les bourdes les plus invraisemblables, néanmoins, toujours sans danger à cause des propriétés électives du remède qui n'a d'action caustique que sur les seules productions pathologiques, a l'instar d'un être intelligent, cherchant sa proie.

Témoins les faits suivants :

N° 38.

Innocuité absolue des Produits du Sphinx

« Ma chère amie, quel singulier goût prend aujourd'hui ton eau de Vichy ? — Grand Dieu ! Qu'as-tu fais malheureux ? Tu es un homme mort ! tu t'es trompé de bouteille ! »

Et cet autre : Une jeune fille qui avait l'habitude de boire un bol de petit lait avant de se coucher, voit de bon matin arriver sa mère tout effarée mais pleine d'affection inquiète s'intéresser à ses moindres incidents et manifester une joie bizarre.

« O ma mère ! Qu'as-tu ce matin, pourquoi cette sollicitude à laquelle je ne suis pas habituée ? »

« Ma fille je croyais qu'il t'était arrivé quelque grand malheur. N'as-tu rien ressenti en prenant hier soir ton petit-lait ? »

« Si, ma mère, il me semblait plus aigre que d'habitude. »

« C'est bien ma fille, je suis rassurée. »

Et cet ivrogne, qui trouvant le genièvre bien fade, allait vider la bouteille lorsqu'il s'aperçut de son erreur.

Et cette personne qui avait compris que prendre des injections était boire les injections ; ce qu'elle fit pendant une semaine entière sans en être autrement incommodée.

Enfin cet homme, qui prit en une seule fois le spécifique intestinal au lieu de le prendre en un mois, et qui n'en éprouva que de fortes coliques.

Si nous rapportons ces faits, c'est pour rassurer le public sur l'innocuité absolue des produits du Sphinx et détruire le préjugé que des personnes aient jamais pu en être incommodés. (Voir n° 40).

Nº 39.

Hémorrhagies. — Conseils d'un docteur

M..., 1er Août 1902.

Mon cher confrère et ami,

La Poudre Styptique est vraiment précieuse dans un certain cas où la thérapeutique actuelle est à peu près désarmée. C'est le cas d'hémorrhagie utérine tant à l'époque de la ménopause qu'avant cette époque chez les femmes prédisposées par atonie de l'organe utérin. Les injections font merveille dans ce cas et guérissent souvent en 24 heures, de malheureuses femmes condamnées au lit pour trois semaines et souvent plus ; alors que tout autre traitement (tannin, pansement, injections chaudes, etc...) n'obtiennent que des résultats éphémères et souvent discutables. Je crois que les injections doivent être d'une utilité vraiment précieuse dans les cas *d'hémorrhagies utérines foudroyantes* consécutives aux couches par défaut de contractilité des fibres utérines. Je n'ai pu vérifier le cas mais je me propose de le faire à la première occasion qui se présentera.

Veuillez, etc...

Dr Ch.

Nº 40.

Hémorrhagies

Douai, le 12 Décembre 1900.

Monsieur,

Je vous dois un véritable tribut de reconnaissance, car votre Poudre du Sphinx m'a rendu un réel service, voici en quelles circonstances.

Au mois de Novembre 1898, ma femme, par suite d'une mauvaise couche en 1895, ne s'étant pas encore remise fut prise d'hémorrhagies très violentes. Les divers médecins que je consultais conclurent à la présence d'un fibrôme situé au fond de la matrice, et une opération fut décidée; elle eut lieu en Février 1899, et au cours de mes visites à ma femme à la maison de santé à Lille, je fis la rencontre d'une personne qui me parla de votre Poudre, me disant que si je l'avais rencontrée quinze jours plus tôt ma femme n'aurait pas eu besoin de subir d'opération. Bien que fort sceptique je pris adresse à tout hasard.

Au mois de Novembre 1899, c'est-à-dire à une année d'intervalle de l'opération, les hémorrhagies reprirent avec une nouvelle intensité ; chaque jour en amenait une nouvelle toujours aussi violente et les médecins conclurent à une nouvelle opération. Je me souvins alors de ce qu'on m'avait dit de votre Poudre, j'allais trouver M. L..., pharmacien, place Carnot, votre dépositaire, qui m'en délivra une boîte. Je me pénétrai de vos instructions et craignant qu'il n'y eut un poison dans cette Poudre malgré votre affirmation contraire, j'en préparai une dose que j'ai avalé sans en ressentir le moindre malaise. Le soir même, je fis la première injection et à ma grande surprise l'*hémorrhagie a été coupée net*. Le médecin n'en revenait pas et il s'est longtemps demandé à quoi il aurait pu attribuer cette guérison subite. J'ai continué les injections et le dixième jour ma femme commença à perdre un polype ou kyste noir grisâtre, et suivant toujours vos instructions, tous les dix jours environ nous constations l'effet de la Poudre par l'évacuation d'une poche ou polype muqueux.

Vers Janvier 1900, ma femme étant très affaiblie, et ne sachant à quoi attribuer ce malaise, on me conseilla de passer la fin de l'hiver dans le Midi ; nous partîmes en Février, et dans la première quinzaine de Mars, j'eus l'honneur de vous écrire pour vous signaler certains troubles. Sur votre conseil, je consultai un médecin de l'endroit qui me déclara que ma femme présentait toutes les allures d'une grossesse de 4 à 5 mois. Mais étant donné ce qui s'était passé (opération et perte de kystes) il ne voulut pas se prononcer catégoriquement, craignant une grossesse nerveuse. Devant une semblable conjecture, je continuai l'emploi de la Poudre, mais par intervalles plus éloignés deux injections par semaine, et à mon retour à Paris en Avril, je consultai une célébrité médicale qui me déclara que ma femme était enceinte de 7 mois et que vu son état général, il était probable qu'elle serait avancée de 5 à 6 semaines, et qu'il y avait lieu de prendre immédiatement les précautions d'usage : gardes, etc... J'avouais à ce docteur le traitement que j'avais suivi avec la Poudre Styptique ; il a été loin de me blâmer. Jusqu'à l'accouchement, je continuai les injections à raison de deux par mois. Et, au lieu d'avancer et d'arriver au terme fixé par les docteurs et par nos souvenirs, c'est-à-dire vers le 20 Juin, l'enfant naquit le 11 Juillet, il y a eu hier cinq mois, il pèse de 17 à 18 livres et il est on ne peut mieux portant. De tout ceci je tire deux conclusions :

1° Arrêt complet des hémorrhagies ; 2° Innocuité complète pour l'enfant quand la femme est en état de grossesse.

J'ai déjà recommandé votre Poudre à bien des personnes. Son usage en tonifiant les organes a consolidé le fœtus, aujourd'hui gros bébé qui certainement sans elle n'aurait pas vu le jour et aurait disparu dans une hémorrhagie !

Je ne puis que vous féliciter de propager une pareille découverte et souhaiter sa vulgarisation, car elle est appelée à rendre des services inattendus et inespérés. Quant à moi je ne me fais pas faute de la recommander quand l'occasion s'en présente.

Agréez, je vous prie, Monsieur, mes remerciements et mes meilleures civilités.

Paul B., rue Abbaye N.-D.

N° 41.

Hémorrhagies, Salpingite et Métrite

Vienne (Isère), le 11 Juillet 1901.

Monsieur,

Mon premier devoir dans cette lettre est de vous exprimer tous mes remerciements pour les effets qu'a déjà produits sur ma femme votre Poudre Styptique du Sphinx et vous adresser toutes les félicitations que mérite votre merveilleux produit ; il est de ceux qu'on pourrait appeler surnaturels tellement ses effets sont probants et rapides.

Il y a environ trois semaines je vous écrivis, vous priant de m'adresser deux boîtes de votre Produit pour ma femme. Je vous expliquais que depuis longtemps elle avait une salpingite qui la faisait beaucoup souffrir par moments, puisqu'il y a six ans elle avait subi une opération et qu'enfin cette année même elle avait eu une perte suivie de nombreuses hémorrhagies.

Elle a commencé l'usage de la Poudre du Sphinx en injections et dès les premières les pertes de sang ont été arrêtées complètement. Au bout de trois à quatre jours elle a commencé à évacuer des morceaux de peau de différentes grandeurs et quelques morceaux de chair légèrement sanguinolents. Enfin lundi soir, moment critique, nous avons trouvé dans son injection un morceau de chair rouge, fraîche, n'ayant aucune odeur et d'un volume (en boule) d'une grosse noisette.

Tous nous avons éprouvé les mêmes sentiments d'étonnement et de bonheur, car nous avions enfin obtenu le résultat ardemment cherché et qu'aucune autre médication n'avait pu nous donner jusqu'à ce jour. Le même soir elle émit un second morceau du même volume, d'un rouge bien frais et toujours sans odeur.

Devant ce résultat si inattendu nous étions tous émerveillés et n'en pouvions croire nos yeux.

Pour nous rassurer sur la nature de ces morceaux de chair, je suis allé chercher le docteur le mardi matin. Il a été fort surpris en voyant cela d'autant plus qu'il n'avait prescrit aucun remède pour obtenir un résultat de ce genre. Il ne supposait même pas, à mon avis, que ma femme pouvait avoir quelque excroissance de chair. Il dit que c'était un reste de métrite et que la peau c'était la muqueuse de la matrice qui s'était détachée. Mais qu'en tout cas, il ne fallait pas nous inquiéter, que cela n'avait rien de grave.

Nous n'avons point accepté le change que nous offrait ce rapport, car nous sommes convaincus que c'est uniquement la Poudre Merveilleuse du Sphinx qui a produit ces excellents effets.

Il faut vous dire que les premiers jours du traitement les injections ne lui causaient aucune douleur, mais qu'au fur et à mesure du détachement de la peau elle ressentait son ventre lourd et comme tuméfié. A la suite de ces évacuations, les injections ont produit une douleur moins vive et les fonctions ont repris leur cours naturel.

Elle continue toujours très régulièrement son traitement et je vous apprendrai plus tard les résultats nouveaux qui pourraient se produire.

En attendant, je vous renouvelle tous mes remerciements et ma profonde gratitude pour votre produit et vous autorise à extraire de ma lettre ce qui peut servir à éclairer la religion du public relativement aux vertus de la Poudre Merveilleuse.

Je vous autorise même à faire usage de mon nom et de mon adresse si vous le jugez à propos.

Veuillez agréer, Monsieur, avec toute ma reconnaissance mes salutations empressées.

GUILLAUD,
Boulevard de la Pyramide, Vienne (Isère).

N° 12.

Seconde Lettre

Tullins, le 29 Novembre 1903.

Monsieur,

Le 11 Juillet 1901, je vous envoyais une lettre vous donnant l'attestation de la grande amélioration que j'avais obtenue par le traitement de la Poudre du Sphinx. Aujourd'hui j'ai le plaisir de vous adresser l'attestation de ma guérison comme je vous l'avais promis dans ma lettre citée plus haut.

J'ai commencé le traitement le 20 Juin 1901. Je l'ai fait pendant six mois à 2 injections par jour, ensuite, je n'ai pris qu'une injection pendant un an ; enfin, en dernier lieu, je n'en ai pris que 3 par semaine.

Pendant la première période, j'ai évacué régulièrement quantité de peaux et de morceaux de chair qui ne se ressemblaient pas parce que j'avais des kystes ou des polypes ; pendant la deuxième période, j'en ai évacué moins et plus particulièrement au moment de mes époques. Enfin, pendant la troisième période, j'en ai peu évacué et voilà trois mois que je n'émets absolument rien ; malgré cela, je continue à prendre deux injections par semaine par mesure de précaution.

Si j'ai attendu pour vous donner cette attestation c'est que je voulais être bien certaine de ma guérison. Dès le début du traitement je n'ai plus ressenti de mal au ventre, si ce n'est pendant que le kyste ou polype se détachait. Je dois dire du reste que ces souffrances étaient peu fortes et de courte durée.

Je suis si heureuse de ma guérison que je voudrais pouvoir le dire à toutes les personnes qui souffrent, et ma reconnaissance est telle pour vos merveilleux produits que ie cherche même les personnes malades, car Dieu n'a pas permis que je trouve un si bon remède pour moi seule. Les découvertes de pareils produits sont des bienfaits qui doivent profiter à l'humanité toute entière et mon devoir est de chercher à le propager le plus possible. C'est ce que je fais sans me soucier de ce que l'on veut dire ou penser de moi, car j'ai conscience en agissant ainsi de faire le bien.

De nouveau je renouvelle ici que je suis toute à la disposition des personnes qui voudront bien me demander des renseignements, je le ferai toujours et à toutes avec beaucoup de plaisir.

Je vous autorise à publier ma lettre et à faire de mon nom l'usage que vous jugerez à propos.

Veuillez, etc...

Ep. GUILLAUD,

précédemment Boulevard de la Pyramide, Vienne (Isère)
actuellement rue Victor-Hugo, Tullins (Isère)

N° 48.

Hémorrhagies

Paris, le 22 Mai 1902.

Monsieur,

J'ai le bonheur de vous annoncer que je suis tout à fait guérie, grâce à la Merveilleuse Poudre Styptique employée d'après vos indications.

Dites à vos malades que je suis guérie, montrez ma lettre aux personnes qui doutent car je suis prête à l'attester devant n'importe qui.

Depuis deux années, j'étais incommodée d'hémorrhagies continuelles accompagnées d'odeur infecte, provoquées par la présence de kystes dans l'utérus « sans qu'aucune célébrité médicale en ait reconnue la présence », ces kystes ayant résisté aux soins, aux cautérisations, aux saisons thermales, menacée d'une opération, j'ai eu recours à votre méthode et depuis 6 mois, j'ai expulsé chaque mois un ou deux énormes kystes mais bien avant ce temps, dix jours après avoir commencé le traitement j'étais délivrée des hémorrhagies et de la mauvaise odeur.

J'ai continué tout ce temps, ne pouvant me croire guérie tant je trouvais cela merveilleux. Aujourd'hui il faut bien le reconnaître et mon devoir est de vous en prévenir.

Je suis guérie et je vous remercie de tout mon cœur de la sollicitude que vous m'avez témoignée. Merci, merci. Je ferai tout pour dire à tous que votre méthode est merveilleuse et vraie.

Recevez...

ELISE SILVESTRE,

23, faubourg Poissonnière, Paris.

N° 44.

Seconde Lettre

Paris, le 24 Octobre 1903.

Monsieur,

Je n'ai rien à ajouter ni à retrancher à ma lettre du 22 Mai 1902. J'ai été guérie bien avant six mois de traitement avec la Merveilleuse Poudre.

Je suis complètement guérie et cela depuis deux ans.

Actuellement je ne suis jamais sans le précieux remède et je l'emploi à dose infime dans beaucoup de cas où j'employais autrefois un antiseptique.

Je vous remercie de votre grande obligeance à me renseigner et de mon côté, je suis toujours à la disposition des malades pour les renseigner à mon tour et les réconforter.

Veuillez agréer......

E. SILVESTRE.

N° 45.

Hémorrhagies

Gand, le 25 Octobre 1903.

Monsieur,

J'ai l'honneur de vous annoncer avec infiniment de plaisir ma guérison complète des hémorrhagies utérines qui avaient failli m'enlever. Tous les remèdes employés n'ont pu les arrêter; seule la Poudre Styptique du Sphinx en a eu raison.

Si j'ai attendu jusqu'ici à vous annoncer ce beau réultat, c'est que j'ai voulu avant de me dire guérie laisser un temps suffisant s'écouler, afin d'avoir la certitude que cette guérison était définitive et non passagère.

Avec tous mes remerciements, veuillez agréer, mes salutations empressées.

PYPAERT-DE VOGELAERE,
22, rue de la Monnaie, Gand.

N° 16,

Fibrome résolu en une collection de polypes, Hémorraghies

Nantes, le 15 Décembre 1900.

Monsieur,

Je prends connaissance à l'instant d'un article du *Journal de Médecine de Paris*, dans lequel la méthode Roubaisienne dont vous êtes les inventeurs et propagateurs, est injustement appréciée.

Dans cette circonstance, je crois qu'il est de mon devoir dans l'intérêt de l'humanité de faire connaître les résultats obtenus par l'application de cette méthode :

Ma femme âgée de 58 ans, était depuis onze ans, sujette à des hémorrhagies fréquentes provoquées par la présence d'un fibrome (disaient tous les médecins consultés).

Inutile de dire qu'on avait essayé par tous les moyens possibles même par l'électricité, de combattre ces hémorrhagies, mais toujours vainement. Celle de la dernière semaine du mois de Mars dernier fut la plus terrible ; elle mit la malade à deux doigts de la tombe et ne put être que difficilement arrêtée. A peine rétablie, ma femme qui ne voulait à aucun prix entendre parler de la laparatomie depuis qu'elle avait eu connaissance d'un écrit du grand chirurgien Verneuil qui s'élevait avec force contre cette opération, eut vaguement connaissance de la guérison d'une personne dans son cas obtenue par une médication spéciale et fit exprès le voyage de Paris pour se renseigner. Cette personne absolument digne de foi lui ayant affirmé qu'elle avait été radicalement guérie par la Méthode Roubaisienne, elle n'hésita plus.

Commencé le 12 Juin dernier, le traitement a été suivi d'après vos indications avec la plus rigoureuse exactitude. Depuis cette époque jusqu'aujourd'hui *treize polypes* (conservés dans l'alcool), ont été complètement expulsés ; le 14e déjà perforé, est en train de se vider et sera évacué dans deux ou trois jours au plus. Si je ne me trompe, j'estime par la réduction de la tumeur qu'il doit encore rester 3 ou 4 polypes au plus qui assurément suivront la même marche que les précédents et avec plus de rapidité je l'espère, attendu que les injections styptiques contiennent toujours des débris de chair.

Je tiens note jour par jour de la marche du traitement et des résultats obtenus qui ne sont pas toujours identiques : Ainsi le 1er polype, qui jusqu'ici a été de beaucoup le plus volumineux, a demandé 30 jours pour son expulsion ; il a causé deux fausses hémorrhagies aussitôt arrêtées par la Poudre du Sphinx ; depuis plus de sang. Le 2me polype a mis 35 jours à sortir et plus tard 3 polypes ont été évacués en 29 jours.

Je puis donc attester que toutes vos prévisions se sont réalisées et que j'ai toujours rencontré chez vous la plus grande complaisance à me renseigner et à me rassurer lorsqu'au début j'éprouvais quelque crainte, surtout à l'apparition du sang. (Ce que vous dénommez si justement *fausse hémorrhagie*).

J'ajoute que la malade se porte bien; qu'elle a grand appétit, que l'estomac est rétabli et qu'elle ne souffre absolument plus que des tiraillements dans les reins et le dos (qu'elle ressent depuis onze ans du reste) douleurs qui sont certainement causées par la présence de polypes puisqu'elles cessent dès que la malade est assise ou couchée.

J'attendais pour vous écrire que ma femme fût entièrement guérie, ce que je ferai, je vous l'affirme. Mais en présence d'allégations aussi malveillantes qu'erronées je ne puis m'empêcher de protester tant par reconnaissance pour les merveilleux effets que ma femme a ressentis de votre Méthode que dans l'intérêt des pauvres femmes qui peuvent se trouver dans le même cas.

Recevez, Monsieur, mes cordiales civilités.

SABATHIER, ancien notaire, propriétaire.

8, rue du Moulin, à Nantes.

N° 47.

Hémorrhagies,
Fibrome résolu en une collection de kystes

Villeurbanne-Cusset (Rhône), le 20 Juin 1902.

Monsieur,

J'ai attendu jusqu'ici à vous écrire afin de vous donner le résultat des injections à la Poudre du Sphinx.

Les choses se sont passées exactement comme vous les avez annoncées ; et pour vous montrer l'effet du médicament je vais vous dire ce qui s'est passé aussi exactement que possible afin que les personnes qui pourraient se trouver dans mon cas en puissent tirer profit.

J'ai commencé le traitement le 10 Juillet 1901.

Les trois premiers mois, j'ai laissé 12 kystes, gros comme une noix, souvent comme une pièce de 10 centimes. Au mois de Novembre 1901, une membrane de sang longue de 0.20 centimètres, large de 0.06 m'avait amené 5 hémorrhagies. Le 25 Décembre, un morceau gros comme la tête d'un enfant ; environ un mois plus tard un morceau identique mais moins gros. Pour ces deux morceaux il a fallu le concours du médecin pour les sortir. La matière était grasse et on ne les a extrait que difficilement. Le 12 Janvier 1902, un morceau blanc crasseux comme le poing ; un autre le 26 ; un autre le 12 Février ; deux autres morceaux blanc crasseux gros comme un œuf en Mars, un morceau comme le poing le 23 Avril ; en outre, le 25 Mai, ce dernier était brun. Tous ces morceaux étaient enveloppés dans des peaux comme des boyaux excepté les deux premiers. Je n'ai plus eu d'hémorrhagie depuis fin Février ; les morceaux sont venus depuis avec peu de sang. Maintenant depuis le 21 Mai, je souffre beaucoup, il m'est encore venu une bouffée de sang cette nuit ; il y a encore un morceau qui se désagrège.

17 Août 1902.

Depuis ma dernière lettre, j'ai encore quitté 4 kystes, ce que j'ai trouvé d'extraordinaire c'est que le dernier était dur d'un côté, de l'autre il était rempli de sang.

16 Octobre 1902.

Je continue les injections. Je vous félicite de votre remède car depuis 23 ans que j'use de médicaments, jamais aucun ne m'avait donné pareils résultats.

Quelque temps avant de connaître votre Poudre, je consultais le célèbre chirurgien X..., de Lyon, le même qui m'a opérée. Comme je lui disais que je ne pouvais plus vivre dans ces souffrances, il me répondit : « Vous avez un compagnon qui ne vous quittera jamais ; il faut vous habituer à vivre avec lui et en supporter tous les inconvénients.

Je viens d'être tranquille. 30 jours après avoir perdu 2 kystes. Cela m'a consolée, car je me demandais pourquoi j'en avais perdu si vite en commençant et ensuite plus. Je les conserve tous dans un bocal d'eau-de-vie.

25 Octobre 1902.

Je vous autorise à publier ma guérison. Je me promène ; je peux m'occuper un peu de mon ménage ; je ne tiens plus le lit comme il y a seulement quatre mois. Ah ! si j'avais connu votre remède il y a quinze ans, je n'aurais pas eu des souffrances intolérables, surtout depuis sept ans où je ne quittais plus le lit.

Recevez avec tous mes remerciements, l'expression de ma profonde gratitude.

Femme RICOL
Villeurbanne-Cusset, près Lyon.

N° 18.

Cancer de la matrice

Guignies, le 17 Novembre 1900.

Monsieur,

J'ai l'honneur de vous informer que pour la vingtième fois déjà je vous envoie du monde converti à votre Poudre Merveilleuse.

Je reçois, depuis la complète guérison de ma femme, des visites sans nombre, de gens de toutes conditions, riches et pauvres, tant de la Belgique que du Nord de la France, qui veulent voir de leurs propres yeux les résultats miraculeux opérés chez elle en si peu de temps par l'usage de la Nouvelle Médication.

Je vous remercie en attendant que j'aille avec elle vous rendre visite.

LECLERCQ-DUHAYON,
au Château Carvin.

N° 19.

Cancer de la matrice

Guignies, le 7 Juillet 1901.

Monsieur,

Je vous ai écrit un mot le 17 Novembre 1900 pour vous annoncer l'heureuse guérison de ma femme, me promettant de vous en envoyer en son temps une relation complète et légalisée, afin de renseigner le public sur les effets vraiment merveilleux opérés par la Poudre du Sphinx, effets que je n'ai jamais vus démentis un seul instant chez ceux auxquels je l'ai recommandée.

Je suis donc dûment autorisé à en parler en toute connaissance de cause, tant par le fait de ma propre expérience que par celle des autres. Je le fais, du reste, d'abondance et d'enthousiasme et je considère comme un véritable devoir la publication de cette lettre que je vous prie de faire par tous les moyens que vous jugerez.

Ma femme avait joui d'un tempérament robuste et d'une santé florissante jusqu'en Avril 1899. Alors elle fut prise tout à coup de pertes de sang. En Février 1900 elle eut encore des évacuations tantôt sanguines, tantôt simplement colorées, roses, jaunâtres ou grisâtres et ceci jusqu'en Avril. Lorsque, inquiet de voir cette situation sans issue, je prêtais l'oreille aux conseils du docteur, et un curettage jugé indispensable et devant amener un changement radical fut pratiquée en Juin 1900.

Hélas ! C'est à partir de cette époque fatale que les choses allèrent de mal en pis. Heureux encore que ma situation de fortune me permit de faire face aux nombreuses dépenses exigées par l'application de tous les moyens, procédés, méthodes successivement mis en jeu par les hommes de l'art, mais toujours sans le moindre succès.

Dans la dernière et la plus importante consulte où des spécialistes belges et français se rencontrèrent au chevet de la moribonde, ils diagnostiquèrent un *cancer de la matrice arrivé à sa dernière période :* les uns opinèrent pour l'expectation, les autres pour l'ablation pure et simple de la matrice et de ses annexes.

A la suite de ce verdict dont les deux termes étaient également désastreux, je courrais éperdu, et me vouais à tous les saints et je demandais à tous les échos la guérison de ma femme.

Pendant ce temps ma pauvre chère femme achevait une existence qui était devenu un véritable martyre. En effet, elle s'épuisait dans des souffrances intolérables, des évacuations constantes d'eau jaunâtre, de pus, de matière grisâtre, couleur café au lait et d'une odeur infecte, cadavéreuse et persistante qui remplissait toute la maison, et qui au dire des docteurs consultants, étaient caractéristiques du cancer arrivé à son point ultime. Je la voyais, cette pauvre mère de famille faire chaque jour un pas vers le tombeau et désespéré je me trouvais impuissant à lui porter le moindre secours.

Déjà, elle était administrée et le bruit se répandait dans la commune que Mme Leclercq, arrivée à toute extrémité, ne passerait pas la journée.

C'est à ce moment inoubliable qu'une voisine, Mme L. R..., qui suivait en silence, mais avec intérêt et angoisses la marche et les progrès de la maladie de ma femme, que cette personne mue par les meilleurs sentiments d'une charité irrésistible et sachant que ma femme était condamnée et abandonnée par la science médicale, rompit le silence et me manda chez elle pour me dire :

« Monsieur Leclercq, ne vous abandonnez pas, prenez courage ; voici, je vais vous faire connaître un double trésor des consolations pour vous et la guérison pour votre femme Si vous voulez, elle vivra. Maintenant que la science offici s'est déclarée impuissante, je puis parler sans crainte de t bler le traitement. Il y a un remède à sa maladie, remède nouveau, immaculé de réclames, mais d'une efficacité incontestable et dont je suis la preuve vivante, pour avoir été guérie d'une maladie semblable par son usage : c'est la Poudre Styptique du Sphinx de Roubaix, dont M. B..., pharmacien, Grand'Place, à Tournai, possède un dépôt. »

Impossible de vous décrire l'émotion qui m'empoignit ! C'est un de ces moments qui coupent la vie en deux.

Aussitôt dit, aussitôt fait. Je me rendis chez M. B... d'où j'emportais le précieux remède et les instructions nécessaires ; et, m'improvisant garde-malade, j'entrais immédiatement en fonctions : « Mon amie, je vais te guérir, moi ! j'ai ton salut en mains ! » Dès mon retour j'administrai la première injection, qui me semblait juguler le mal. Etonné et un peu sceptique, je me disais la nuit dans l'insomnie : « Est-ce réellement vrai ? Posséderais-je enfin le spécifique de son mal ? Ne suis-je pas plutôt le jouet d'une généreuse illusion que mon esprit affolé prend pour la réalité. » Néanmoins l'espoir m'était revenu et après six injections consécutives prises du vendredi soir au lundi matin, tout à coup une crise intense succède à l'accalmie des jours précédents ; elle est prise de douleurs expulsives, elle pousse un cri strident ! Est-ce la mort qui l'emporte ? Non, c'est un cri de victoire ! C'est la manifestation du suprême effort de l'organisme pour sa délivrance qui arrache le mal et l'expulse de son sein. En effet, le voilà gisant à terre sous forme d'une masse rougeâtre en partie recouverte d'une enveloppe et de la grandeur d'un rognon de porc. Est-il polype, kyste, fibrome, cancer, que sais-je encore ? Qu'importe son nom et sa nature pourvu qu'il ait disparu. Le lendemain seconde expulsion. Mais celle-ci au lieu d'offrir une masse homogène était désagrégée. Puis, plus rien, plus rien du tout. Je continuai le traitement et de Juillet à Octobre, ma femme entra dans la période de convalescence qui s'acheva dans les meilleures conditions.

Aujourd'hui ma femme est guérie ; ses forces, sa jeunesse et sa fraîcheur lui sont revenues comme si elle n'avait jamais été malade. Cette guérison qui tient du prodige, du miracle, a produit à Guignies et aux environs où je suis très connu un effet extraordinaire. Chacun par intérêt pour elle ou par curiosité venait voir la malade, lui parler, la toucher ; et aux débuts surtout, mon habitation était une espèce de lieu de pèlerinage.

Je suis enchanté de ce résultat, et ma reconnaissance et mon enthousiasme envers la Méthode Roubaisienne m'ont transformé en apôtre, et partout je la propage par sentiment de devoir et de reconnaissance.

Et maintenant, puis-je encore désirer quelque chose que pourrait produire ce remède si extraordinaire ? Mon cœur peut-il s'ouvrir à l'espoir ineffable ? Oui, Monsieur ! et j'espère bientôt vous écrire une troisième lettre qui vous apprendra la bonne nouvelle (1).

En attendant, je vous autorise et vous prie de publier cette lettre pour l'édification et la consolation des malades qui ne doivent jamais désespérer.

François Leclercq-Duhayon,
au Château Carvin,
à Guignies par Hollain, près Tournai (Belgique).

Vu pour la légalisation de la signature de M. Leclercq et la véracité de ses attestations.

Guignies, le 9 Juillet 1901.

Le Bourgmestre,
F. Languy.

Cachet de la Commune.

(1) En effet un bel enfant est venu confirmer la guérison complète.

N° 50.

Cancer de la matrice. Hémorrhagies

Grasse, le 3 Août 1899.

Monsieur,

Votre *Poudre Styptique du Sphinx* est une merveille ! un prodige !

En lisant ce préambule vous croirez avoir affaire à un fou ou tout au moins à un exalté, il n'en est rien ; si je me suis permis de vous écrire, sans être connu de vous, c'est que je ne pouvais résister au désir que j'éprouve de vous adresser au plus tôt mes sincères félicitations et surtout mes remerciements tant en mon nom personnel qu'au nom de l'humanité, pour les effets merveilleux de votre remède, car je plains les personnes qui ne le connaissent pas.

Je suis installé depuis peu de mois à Grasse ; je suis marié et ma femme est âgée de 27 ans. A la suite de couches (il y a de cela dix ans) elle eut la fièvre puerpérale et un commencement de péritonite, qui furent très mal soignées ; mais la grande jeunesse aidant, elle finit, au bout de trois mois, par s'en tirer. Depuis deux ans, se sentant de nouveau atteinte de la matrice, elle consulta un médecin de Nice, qui lui ordonna des injections antiseptiques, mais le mal ne fit que s'accroître. Après six mois de ce traitement, ne pouvant plus endurer les douleurs qu'elle ressentait à chaque instant, nous nous décidâmes à aller trouver le docteur X..., chirurgien en chef de l'hôpital de Z... Après examen, il conclut à un cancer de la matrice et conseilla l'ablation complète des organes. Inutile de vous dire que devant une pareille opération, ma femme recula et ne voulut jamais y consentir. Il fallut donc me décider à la soigner moi-même. J'achetais à cet effet un speculum, des pinces, etc., et après m'être fait donner quelques leçons par un interne de l'hôpital que je connaissais, je réussis à faire des pansements vaginaux (j'en suis devenu même assez adroit). Vous dire tous les antiseptiques que j'ai essayés soit en insufflations, soit en pommades, soit en liquides serait incalculable. Rien n'y faisait et la maladie suivait toujours son cours, lentement mais progressivement : écoulements fétides, douleurs de ventre, lancées, etc., etc., je me décidais alors à employer des pommades dont je voyais la réclame dans les journaux : la pommade X... de T... et celle d'un autre pharmacien de Lille. Ces pommades devaient avoir le don d'attirer les humeurs hors de la plaie et de détruire les virus : j'en ai usé pendant six mois et je n'ai jamais pu obtenir en dehors des écoulements habituels une seule goutte de pus ou d'humeur. J'étais désespéré car je voyais ma femme s'anéantir, maigrir, pâlir, n'avoir plus de courage, plus de forces, souffrir toute la nuit, etc.

Enfin, il y a trois semaines à peine, ma femme eut une hémorrhagie terrible (elle en avait déjà eu deux ou trois petites auparavant), cette hémorrhagie la laissait sans forces et lui occasionnait des crampes d'estomac horribles qui la torturaient jour et nuit. Je fis venir les docteurs X... et Y..., de B..., qui après examen, me prirent à part et me conseillèrent de la faire partir pour son pays natal (elle est du Puy, Haute-Loire), aussitôt qu'elle le pourrait, car le cancer arrivait à sa dernière période, et il était trop tard pour essayer une opération, la période de cachexie arrivant. Ses jours étaient comptés, et la terrible échéance approchait. Inutile de vous dépeindre mon désespoir. Ils ordonnèrent remèdes sur remèdes pour arrêter les crises d'estomac qui n'étaient qu'un effet reflexe de l'état maladif de la matrice.

Je faisais exécuter ces remèdes chez M. Martin, pharmacien, place aux Aires, à Grasse. Me voyant désespéré, il m'en demanda la cause que je lui exposai : il me dit alors que votre représentant était venu chez lui la veille pour lui proposer un dépôt des produits du Sphinx, pour les maladies de la matrice ; il me lut un de vos prospectus sur la Poudre Styptique et une de vos lettres sur les résultats obtenus par lesdits produits. J'attendis avec impatience votre premier envoi. Quand il le reçut, les douleurs d'estomac de ma femme s'étaient légèrement calmées et, selon l'avis des médecins, elle devait partir deux jours après. Je dois vous dire que les docteurs avaient peu d'espoir qu'elle put supporter les fatigues du voyage ; ils craignaient une hémorrhagie foudroyante. Sans rien leur dire, je commençais vos injections et deux jours après elle partait faire 22 heures de chemin de fer sans perdre ce qui s'appelle une goutte de sang. Voilà quinze jours qu'elle prend régulièrement deux fois par jour vos injections; j'ai fait augmenter progressivement la dose jusqu'à deux cuillerées par trois injections. Et savez-vous comment va maintenant ma femme ? Cette femme condamnée à mort, elle boit et elle mange comme quatre, elle n'a plus jamais depuis quinze jours ressenti le moindre malaise d'estomac, elle qui ne pouvait digérer un œuf, ni même une goutte de bouillon, puisque pendant quatre jours nous l'avons nourrie

par en bas : elle n'a pas perdue une seule goutte de sang.
Les écoulements fétides sont absolument arrêtés et si parfois
il sort quelque chose du vagin dès le matin, c'est comme de
l'eau claire, sans odeur et contenant seulement des pellicules.
Inutile de vous dire qu'immédiatement après les injections
elle ressent un peu de douleurs dans le ventre et les reins qui
s'irradient jusqu'aux cuisses. L'expulsion des peaux est tellement considérable que si elle ne les enlèvent pas tous les jours
par des lavages à l'eau de mauve, elle souffre de leur abondance. Les peaux ne sont paraît-il pas très grosses, c'est surtout une infinité de pellicules qui se déposent au fond de la
cuvette comme de la boue.

Après cela qu'on vienne me dire que votre Poudre n'est
pas merveilleuse ! Je dis qu'elle a opéré un *miracle*. Je voulais attendre la guérison complète pour vous faire une ova-
tion de reconnaissance, mais j'ai réfléchi qu'il était préférable de vous signaler ce commencement de guérison inespérée
et vous demander des conseils que vous ne me refuserez pas,
je l'espère. Du reste, par reconnaissance je me tiens à votre
entière disposition pour vous en envoyer des résidus éjectés
si vous voulez conserver un échantillon sur le cas d'un cancer
de la matrice arrivé à son dernier degré.

Quand ma femme sera guérie, car j'augure favorablement
de sa guérison progressive, je vous transmettrai les diagnos-
tics écrits et signés des docteurs, X... et Y..., de B..., je vous
donnerai pleine liberté de faire paraître mes lettres, si vous
le jugez nécessaire ; je vous ferai le dessin comme il faut de
la plaie que ''ai vue et revue avec détails. Aujourd'hui, je
viens vous demander vos sages et précieux conseils.

Voici ce que j'ai fait jusqu'à ce jour : 2 injections par jour
avec progression arrivant à 2 cuillerées de Poudre par litre
d'eau. Injections le matin à 9 heures, lavage à 1 heure de
l'après-midi à l'eau de mauve (sortie des détritus) et une
seconde injection à 9 heures du soir. Avant chaque repas
(1/2 heure avant) une cuillerée d'Elexir Stomachique, et
c'est tout.

Ma femme, quelques instants après l'injection ressent des
douleurs dans la région du ventre qui déja sont moins fortes
que celles des premiers jours, puis elles cessent tout à fait,
contrairement à ce qui se passait avant votre traitement.
La nuit elle ne dort guère, et c'est à ce propos que je tiens à
vous consulter ; elle ne souffre d'aucune part, mais elle a ses
nerfs agacés ; elle est un peu énervée sans toutefois être
agitée ni enfiévrée ; elle n'a que de l'insomnie.

Que faudrait-il faire et d'où cela provient-il ?

Elle m'écrit aujourd'hui que si elle pouvait dormir elle reprendrait le double de forces, car sa dernière perte l'a anémiée au dernier degré ; et malgré cela, elle reprend bonne mine car elle mange avec appétit ; elle sort un peu, mais je lui recommande de prendre le plus de repos possible.

Croyez-vous qu'il soit nécessaire d'insuffler sur la plaie de votre Topique phagédénique ? Enfin, j'attends votre avis.

Vous me feriez un réel plaisir d'avoir l'amabilité de me répondre. Je me tiens du reste à votre disposition en tout et pour tout.

Nous sommes très connus en ville et vous pouvez croire que si vous ne faites pas de réclame, j'en fais pour vous ; du reste, la réclame ici est un acte d'humanité. Et si jamais ma femme guérit, vous aurez à Grasse un point d'appui pour l'expansion de votre merveilleux remède.

Soyez certain que je ne serai pas ingrat à votre égard ; comment du reste, pourrais-je oublier que vous avez sauvé ma femme, ce que j'ai de plus cher au monde.

FRANÇOIS,
au Casino de Grasse (Alpes-Maritimes).

P.-S. — Voici la sanction des effets de votre poudre. Le docteur X..., qui me demandait l'autre jour des nouvelles de ma femme et à qui je n'ai jamais dit que j'employais votre poudre (vous connaissez les préjugés de certaines personnes) me dit, après que je lui eusse raconté les changements survenus dans l'état de santé de ma femme : « Il est un fait indiscutable, c'est que si les choses sont dans cet état, c'est que la maladie est complètement arrêtée pour le moment, ceci provient probablement de la grande jeunesse de votre dame et du changement d'air ; allons, il y a bon espoir. »

Oui, ai-je pensé, bon espoir en la médication de la *Poudre du Sphinx*.

Nice, le 7 Octobre 1899.

...Ils ont tous dit que ma femme était condamnée et cependant, grâce à la Méthode Roubaisienne, ma femme vit encore et guérira, j'en ai la conviction.

FRANÇOIS.

Nº 51.

Seconde Lettre

Nice, le 21 Novembre 1899.

L'état de ma femme est excellent au point de vue de sa maladie de matrice : plus aucune souffrance, bien qu'il tombe des pellicules de temps en temps ; plus ou presque plus d'enflure de la matrice.

J'ai examiné la plaie au spéculum, il y a une huitaine de jours, et j'ai été très satisfait de mon examen : la plaie prend très bonne tournure et les chairs reprennent leur couleur naturelle. Le point de la matrice où se trouvait le cancer est recouvert d'une couche blanche et pâteuse comme une croûte molle ; c'est ce qui se détache et tombe de temps en temps. De plus, ma femme ne souffre plus de cette partie du corps. On peut appuyer sur les ovaires et la matrice, les comprimer fortement sans qu'elle en éprouve la moindre douleur.

Donc, sous ce rapport, tout va bien et j'attends avec impatience le moment où les chairs seront redevenues roses et nettes pour pouvoir vous envoyer l'assurance de ma profonde reconnaissance et me mettre à votre disposition pour témoigner de cette guérison vraiment incroyable et miraculeuse !

FRANÇOIS.

Nº 52.

Cancer de la matrice

Roubaix, le 26 Mars 1896.

Monsieur,

J'ai l'honneur de vous exprimer ma profonde reconnaissance pour la guérison survenue en trois mois d'un cancer à la matrice que ma femme portait depuis longtemps, guérison due à l'usage de la *Poudre Styptique* prise en injections.

LENART ALPHONSE,
41, rue de la Basse-Mazure.

NOTA. — Cette personne continue depuis 1896 à se bien porter.

N° 53.

Amendement apporté au cancer
Analgésie et antisepsie ou disparition de la douleur et de toute odeur

Baudour-Douvrain, le 28 Octobre 1900.

Monsieur,

Voilà huit jours déjà que ma pauvre mère nous a quittés, et chaque jour je me propose de vous écrire sans jamais y parvenir.

Ne recevant pas de mes nouvelles, vous croyez peut-être que j'ai retiré la confiance que j'accordais à l'efficacité de la Méthode Roubaisienne. Détrompez-vous, Monsieur, toujours et partout, je serai la première à la proclamer.

Je vous dirai d'abord que je certifie, et je certifie en toute connaissance de cause, que ma chère mère n'est pas morte de son affection directe, mais bien de la faiblesse, de la cachexie de tous les organes causées par son affection. Plus de dix célébrités médicales consultées nous ont prédit que la chère défunte aurait une mort atroce, précédée de terribles et longues souffrances, des hémorrhagies sans fin, de gonflements douloureux, etc. Or, aucune de ces prédictions ne s'est réalisée grâce à votre remède. J'ai du reste la ferme conviction que tout mal avait complètement disparu, qu'elle était radicalement guérie, lorsqu'elle a succombé à la suite du marasme de tous ses organes essentiels. C'est vraiment dommage, périr ainsi d'épuisement au port. Ah ! si la Poudre du Sphinx pouvait avoir un effet répercussif sur les principaux organes, et qu'après avoir détruit le mal, elle puisse encore détruire les effets fâcheux produits sur toute l'économie par ce mal qui n'existe plus ! Mais ce serait trop demander à un remède qui produit déjà des miracles.

En effet, les trois dernières semaines de l'existence de ma mère, temps qu'elle a passé chez nous et qui a coïncidé avec le traitement nouveau, elle n'a ressenti aucune douleur et cependant depuis plus de deux ans elle n'avait cessé journellement de souffrir. Un dévoiement colliquatif et l'impossibilité d'absorber quoi que ce soit, l'ont mise à bas. Elle s'est éteinte comme une chandelle ; pas d'agonie, pas de râle, pas même de dernier soupir, et après la mort, pas de gonflement du ventre, ni d'écoulement, ni d'odeur. Ces détails ont frappé tout le monde et je les attribue au traitement qui a établi une antisepsie parfaite. Car quelle est la femme qui ne meurt avec le moindre état anormal et dont l'abdomen ne se gonfle pas ! Et je suis certaine que si ma mère eut conservé quelques restes de son affection, nous en aurions eu des preuves après sa mort.

Mon oncle se trouve très bien du Spécifique Intestinal pour sa fistule.

Seconde Lettre

20 Novembre 1900.

...Vous me demandez si vous pouvez par ma lettre convaincre les incrédules qui n'accordent pas à vos produits la confiance qu'ils méritent. Oui, Monsieur, mille fois oui, faites de mes écrits tout ce que vous voudrez et je vous le demande même en grâce, à n'importe qui faites lire mon appréciation qui, j'ose le dire, est juste.

Les docteurs qui ont visité ma mère et Dieu sait s'ils sont nombreux, ne veulent pas nous croire lorsque nous leur disons que la chère morte s'est éteinte sans l'ombre de la moindre souffrance. Ce serait, disent-ils, la première fois que tel cas se présenterait et ce n'est pas possible. Et cependant tout le monde sait qu'elle a tout simplement cessé de respirer.

Monsieur, je tiens à vous dire que tous, nous n'avons qu'un tort, c'est d'employer la plupart du temps vos remèdes lorsqu'il est trop tard, lorsque toutes les célébrités médicales nous ont abandonnées et condamnées ; et naturellement il arrive certains cas où la maladie étant trop avancée ne peut être conjurée. En ce cas au moins les douleurs terribles qui doivent précéder la mort sont supprimées et c'est dans cette circonstance que s'est trouvée ma pauvre mère.

A toute occasion, Monsieur, je me fais un devoir de faire connaître vos produits.

Veuillez croire, Monsieur, à ma parfaite reconnaissance et à mon entier dévouement.

J. W.
à Baudour-Douvrain.

NOTA. — Ces deux attestations démontrent qui si les produits du Sphinx ne réussissent pas toujours lorsque le mal est par trop avancé, au moins ils procurent un soulagement considérable et une antisepsie complète.

N° 54.

Cancer utérin

Bien honoré confrère,

Madame H.. Cl... d'Ann..., en vacances pour quelques jours à Sirault vient de me conter que depuis quelques années elle souffrait d'une affection cancéreuse utérine. Elle a été soignée longtemps par des spécialistes qui étaient d'avis de lui faire une opération. Toute désespérée, elle entend parler des produits à la marque du Sphinx ; elle en fait l'essai et se trouve actuellement à peu près radicalement guérie.

Veuillez me donner à ce sujet les renseignements......
Veuillez agréer......

Ovide PICRON, pharmacien,
rue Haute, à Sirault (Hainaut, Belgique).

N° 55.

Amendement au cancer du sein après double récidive

Issoudun (Creuse), le 29 Juillet 1899.

Monsieur,

Depuis mon retour à Issoudun, ma mère a commencé son traitement. A la suite de la première onction à la Pommade Résolutive elle a bien dormi, ce qu'elle ne faisait plus depuis plusieurs mois.

Depuis plusieurs jours elle a des boutons blancs sous l'aisselle et dans les coupures du sein. La glande du cou n'a pas encore empiré mais elle est douloureuse et la tiraille ; son bras est toujours enflé mais elle en souffre moins.

Notre mère est si soulagée que je recommande vos Poudre et Pommade à tous nos amis qui souffrent. Au reste plusieurs ont déjà dû vous écrire de notre part.

Mme M...

N° 56.

Seconde Lettre

Issoudun (Creuse), le 30 Septembre 1899.

Monsieur,

Je viens de recevoir la visite de Mme L. M... et je lui ai donné de la Poudre, au reste je fais tout ce que je puis pour propager vos produits, et toutes les personnes d'Issoudun qui s'adressent à vous le font par mon entremise.

Songez, Monsieur, que j'ai pour vous une reconnaissance éternelle ; ma mère va très bien, le Docteur qui la soigne et sous les yeux duquel le traitement est suivi en est absolument émerveillé. Il a d'ailleurs essayé vos remèdes sur ses malades et il en est content.

Ma mère n'a plus de croûtes blanches, le mal est maintenant très rose, son bras est presque désenflé ; elle est fraîche et rajeunie de dix ans. Sa plaie la démange par instants et sa glande du cou est bien diminuée et ne s'est jamais ouverte.

Quant à moi, je suis complètement guérie, et de l'aspect jaune cadavéreux que j'avais au commencement de mon traitement, je suis redevenue fraîche comme une rose.

Mme M...

N° 57.

Troisième Lettre

Issoudun (Creuse), le 4 Janvier 1900.

Monsieur,

Je vous dirai que ma mère va très bien ; elle est fraîche et grasse comme avant d'être malade.

Elle a au sein, à l'endroit où il commençait à s'enflammer, une espèce de bouton qui jette constamment ; et cela la soulage beaucoup.

Le docteur qui l'avait condamnée à mourir en est absolument étonné.

Recevez, Monsieur, etc...

Mme M...

Nota. — Depuis cette personne est morte mais ses enfants se plaisent à reconnaître qu'elle doit à la Pommade Résolutive la prolongation de son existence de plus de deux ans.

N° 58.

Cancer de la langue

Blanc-Seau, le 11 Mars 1898.

Monsieur,

Nous venons par ces mots vous remercier du soulagement apporté à notre affectionnée mère par l'usage de votre Topique Phagédénique. Nous ne disons pas qu'elle soit complètement guérie mais depuis un an qu'elle s'en sert la douleur a disparu. Elle peut maintenant dormir et manger. Et dire qu'elle était condamnée à la mort la plus cruelle, mourir de faim par suite d'un cancer sous la langue qui envahissait toute la bouche.

Nous ne doutons pas qu'elle guérisse complètement, mais nous ne pouvions attendre plus longtemps pour vous témoigner toute notre reconnaissance.

La famille Léon Vandebeke.

Nota. — Depuis, cette personne agée de 70 ans, est radicalement guérie. On peut la voir et remarquer sous sa langue une cicatrice originelle du mal.

N° 59.

Cancer à l'estomac

Tourcoing, le 29 Août 1898.

Monsieur,

J'étais atteinte depuis plusieurs années d'un ulcère à l'estomac et comme le mal ne cessait de s'aggraver et que tous les médecins consultés m'avaient abandonnée, je me désespérais croyant ne jamais pouvoir guérir, lorsqu'on me conseilla d'employer votre Elixir.

Je m'empressai de le faire et bientôt j'en éprouvai les heureux effets, car au bout de quelques semaines les douleurs diminuèrent et trois mois de traitement suffirent à me guérir complètement.

Maintenant que je jouis de la meilleure santé, je vous prie,

Monsieur, d'agréer tous mes remerciements en reconnaissance de cette guérison digne de tout éloge.

MARIE LEDUC,

Femme EUGÈNE DESTERBECQ, épicier, rue de la Prairie, à Tourcoing aujourd'hui rue des Villas, 66, au Blanc-Seau.

N° 60.

Cancroïde de la face

Pierrefitte-sur-Saulre, le 6 Mars 1903.

Monsieur,

Je suis heureux de vous annoncer que le cancroïde dont ma femme était atteinte au visage traité par votre méthode est complètement disparu.

Vous pouvez, si vous le jugez utile, publier cette lettre.

Veuillez, Monsieur, agréer l'assurance de ma considération très distinguée.

S. MARTIN,
Secrétaire de Mairie.

N° 61.

Tumeurs fibreuses

Paris, le 19 Février 1900.

Monsieur,

Ayant entendu parler de votre Poudre par une dame qui s'en sert et qui m'a cité l'exemple de guérison complète des Dames N..., à Clichy-Levallois, je me permets de vous écrire afin de savoir si cette poudre pourrait me guérir.

Ces dames étaient affectées de tumeurs fibreuses tandis que j'ai un abcès à la Trompe compliqué d'une fistule à l'intestin dans son voisinage, etc.

Veuillez, etc.

J. M...

Nᵒ 6.

Fibrome

Magnat-l'Etrange (Creuse), le 21 Décembre 1898.

Mon cher confrère,

Je porte à votre connaissance le fait suivant: Mᵐᵉ B... de F., habitant le centre du département de la Creuse, portait depuis dix ans un Fibrôme volumineux. La patiente avait consulté à Paris, et bien ailleurs une foule de médecins en renom qui tous avaient conseillé l'opération césarienne.

Reculant en face de cette grave opération, la malade revint chez elle et attendait dans de vives souffrances et de terribles hémorraghies une issue fatale, quand mise au courant de votre Méthode, elle commença dans la première quinzaine d'octobre 1898 son traitement par deux injections vaginales journalières de 20 minutes chacune, injections faites avec votre Poudre Styptique. Le 10 Novembre 1898, à 6 heures du soir, je fus mandé en toute hâte et constatai qu'après des douleurs très violentes, la patiente venait d'expulser dans le vagin un fibrôme volumineux. Cette tumeur a été extraite quelques jours après et pèse exactement près de trois kilogrammes. Depuis cette époque, la malade a réparé petit à petit ses forces et jouit aujourd'hui d'une santé parfaite. Voilà le fait tel que je l'ai constaté.

Docteur CHABANNES

NOTA. — Le succès n'est pas toujours aussi prompt, aussi complet, car ce cas tient du prodige ; il est exceptionnel.

Nᵒ 63.

Fibrome

Gand, le 20 Février 1900.

Monsieur,

Je me trouve bien de votre traitement que je suis depuis plus de deux mois, et j'espère pouvoir venir bientôt avec mon mari pour vous remercier, car la guérison ne peut plus guère tarder à présent. J'ai déjà eu deux expulsions de fibromes qui remplissent à peu près le flacon dans lequel je les conserve.

Agréez, Monsieur, etc....

El. D...

N° 64.

Tumeur fibreuse

Roubaix, le 25 Mai 1901.

Monsieur,

La soussignée, certifie ce qui suit : Je souffrais depuis trois ans de violents maux dans le corps et je ne savais vraiment à quoi attribuer ces douleurs. Après avoir essayé de tous les moyens je me trouvais toujours dans le même état. Quand j'eus l'idée, il y a cinq mois, d'employer la Méthode Roubaisienne et à ma grande satisfaction, je quittais il y a huit jours un fibrome, cause de mon mal.

Depuis ce temps, je suis soulagée, je n'ai plus aucune douleur et suis revenue comme j'étais auparavant.

Laurence LESAGE, f^{me} MANYOT,
30, rue du Tilleul, à Roubaix.

N° 65.

Fibrome

Renaix, le 17 Juillet 1897.

Monsieur,

J'ai enfin le plaisir de vous annoncer ma complète guérison du fibrome que je portais depuis si longtemps, guérison radicale obtenue par le simple emploi en injections de votre *Poudre Styptique du Sphinx.*

Ce fibrome, constaté par plusieurs docteurs, grossissait sans cesse et avait atteint les proportions d'une tête d'enfant. Le docteur de Renaix qui me soignait ne trouvait d'autre issue à ma situation que l'opération et m'ayant décidée à la subir, je me rendis, sur son conseil, à l'Hôpital de Gand, dans cette intention.

Après un séjour préparatoire de deux mois, le chirurgien en chef, effrayé de mon cas, n'osait l'entreprendre ; il trouva que l'opération m'aurait été fatale et me conseilla de retourner chez moi. Ce que je fis le cœur désespéré.

C'est alors que continuellement préoccupée de mon affreux malheur, j'appris par des gens de Roubaix que vous aviez découvert une Poudre Merveilleuse qui guérissait les polypes et les fibromes par de simples injections.

Retenue sur mon lit de douleur, je vous envoyai mon mari

la chercher et la saisissant fièvreusement comme ma dernière planche de salut, j'en fis un usage immédiat.

Je ne tardai pas à me féliciter de ma détermination et à apprécier hautement cette Nouvelle Médication, car après quelques semaines je commençais à évacuer des pellicules blanches, puis du sang noirâtre en caillots, puis des détritus informes de toutes sortes mélangés de débris d'enveloppes, tantôt tout cela sentait très mauvais, tantôt c'était sans odeur. Je perdis aussi beaucoup d'eau rougie de sang d'une odeur infecte. C'était le fibrome qui, frappé à mort par la Poudre Merveilleuse, se vidait et se désagrégeait peu à peu. Enfin, au bout de douze mois d'un traitement ininterrompu, j'expulsai le fibrome avec des douleurs d'entrailles semblables à celles du mal d'enfant.

Maintenant, me voici délivrée ; je sors du tombeau et je renais à la vie, grâce à vos bons conseils et à votre précieux remède. Que puis-je faire pour vous manifester ma reconnaissance d'un si grand bienfait ?

J'ai cru que rien ne pourrait vous être plus agréable que de vous offrir en souvenir mon portrait en double exemplaire que je vous prie d'accepter comme un faible hommage de ma gratitude.

L'un de ces portraits est fait au moment où abandonnée des médecins et condamnée par la science chirurgicale, ma famille désespérée voulait dans cette photographie conserver un dernier souvenir de moi ; l'autre est fait un an plus tard où après avoir vaincu mon terrible mal je rentrais toute joyeuse dans la vie pour reprendre la suite de mon existence.

Je vous engage à les exposer chez vous aux regards de tous afin de convaincre les plus incrédules. Je vous engage aussi à publier cette présente lettre, car votre remède devrait être connu de toutes les femmes, et il est du devoir de toutes celles qui en ont éprouvé les excellents effets de le propager par tous les moyens en leur pouvoir.

Marie VANCAUWENBERGHE,
rue du Soleil, à Renaix.

N° 66.

Fibrome

Lille, 3 Janvier 1898.

Monsieur,

Je soussignée, F^me Houzé, née Julie-Stéphanie Coquillé, demeurant à Lille, 36, rue de la Justice, certifie que souffrant d'un mal dans le ventre depuis quatorze ans par suite d'un accouchement laborieux et après avoir consulté plusieurs médecins qui conclurent tous à une opération, je me suis servie de votre Poudre du 29 Août au 7 Septembre 1897, et j'affirme que mon mal s'est détaché le dixième jour au traitement et que depuis je me trouve très bien.

En foi de quoi j'ai signé ce certificat.

F^me HOUZÉ.

Je vous autorise à faire de la présente attestation l'usage médical que vous jugerez utile à la propagation de la Poudre Styptique du Sphinx.

HOUZÉ, boulanger,
Rue de la Justice, 36, a Lille.

N° 67.

Fibrome sous-péritonéal. Hémorrhagies

Lille, le 13 Juin 1900.

Monsieur,

Je suis heureux de vous apprendre la guérison de ma femme par l'usage de votre Poudre Blanche Styptique du Sphinx.

J'ai attendu jusqu'à ce jour à vous annoncer cette bonne nouvelle afin d'être bien certain du résultat acquis, ce qui ne peut plus faire de doute aujourd'hui.

Pendant dix ans, ma femme a consulté les célébrités médicales les unes après les autres ; elle a suivi toutes les médications prescrites sans obtenir aucun résultat, enfin après un curettage, les médecins constatèrent la présence *en dehors et derrière la matrice*, d'un fibrome cause de la maladie amenant de fréquentes hémorrhagies. Comme ils ne trouvaient d'autre solution qu'une opération, ma femme effrayée de cette alternative désespérait de jamais se guérir, lorsque la Providence amena chez nous une personne de Roubaix, qui s'était trouvée dans les mêmes conditions et qui s'étant guérie par votre remède, me conseilla fortement d'en faire usage pour ma femme.

Aussitôt, je commençai ce nouveau traitement et immédiatement une amélioration se produisit.

En effet, dès la troisième injection, les hémorrhagies cessèrent totalement, puis elle commença à évacuer le fibrome par petits fragments.

Enfin, par acquit de conscience, j'appelai le docteur C., qui la visita et déclara que le fibrome avait disparu et qu'elle était guérie.

Faites de cette lettre l'usage que vous jugerez pour la propagation de ce précieux remède qui devrait être connu de tous.

Recevez, Monsieur, mes sincères salutations.

CRÉVILLIER-BRAMME,
Marchand de meubles,
44, rue Ban de-Wedde, Lille

No 68.

Tumeur fibreuse utérine

Paris, le 26 Juin 1901.

Monsieur,

J'ai le plaisir de vous témoigner toute ma reconnaissance pour le magnifique résultat obtenu par l'usage de votre Poudre Styptique du Sphinx.

Depuis douze ans, je souffrais d'une façon intolérable du ventre et des reins sans jamais obtenir de soulagement. Les différents docteurs consultés étaient unanimes à reconnaître que j'étais affectée d'une tumeur fibreuse utérine et que l'opération en était la seule solution. Je ne pouvais me résoudre à cette cruelle alternative et d'un autre côté je voyais de mois en mois ma situation s'empirer, et la tumeur prendre des proportions inquiétantes.

Malgré toute mon énergie, je m'abandonnais au désespoir lorsque par un hasard providentiel, je fus mise en relation avec une dame qui, affectée de la même maladie, avait été guérie par la Méthode Roubaisienne et à l'appui de son dire, me produisait les pièces pathologiques qu'elle avait eu le bonheur de quitter par l'usage des injections styptiques.

Ce résultat était trop beau, je voulus m'en assurer et fis

le voyage pour me renseigner complètement. Ma conviction faite, je me décidais au retour à suivre strictement les instructions de la Méthode. Bien m'en prit, car au bout de quelques semaines de traitement, je commençais à évacuer des pellicules blanches parcheminées, puis au deuxième mois, au moment des époques, je rendis une tumeur semblant formée d'une masse noirâtre comme du sang noir en caillot. Et depuis je continue les injections pour enlever les derniers débris du fibrome.

Mes amies qui m'avaient vue en si cruelle situation me demandaient ce que j'avais fait de ma tumeur et elles ne revenaient pas de leur étonnement, car ma taille a repris son ancienne forme et je suis revenue aussi svelte qu'autrefois. Je n'éprouve plus aucun symptôme de douleurs, de suffocations, de tension aux reins, et le fibrome que j'ai rendu par fragments, je le conserve dans un bocal comme pièce à conviction, non seulement comme satisfaction personnelle, mais surtout pour convaincre les personnes malades et qui hésitent à adopter votre Méthode.

Je vous engage à publier cette lettre, car la Poudre du Sphinx ne sera jamais assez connue pour ce qu'elle mérite. De plus, je me tiens à la disposition de quiconque désire se renseigner à ce sujet.

Veuillez agréer, Monsieur, avec tous mes remerciements, mes salutations empressées.

Madame Albert FRANÇOIS,
59, rue Réaumur, à Paris

N° 69.

Fibrome

Hérin, le 6 Mai 1903.

Monsieur,

J'ai le plaisir de vous annoncer la guérison complète de ma fille, née Berthe Griveliers, âgée de 14 ans. Guérison due à la Poudre du Sphinx prise en injections.

Depuis longtemps ma fille souffrait d'une douleur atroce dans le corps.

Les spécialistes d'A...., de L... et de Valenciennes que je consultais successivement sur ce cas n'arrivaient à aucun résultat. A plusieurs reprises il y eut des consultes qui aboutissaient toujours à l'opération sous réserve que c'était fort dangereux, car c'était un fibrome placé dans la région des vaisseaux.

Lorsque le hasard nous a fait connaître votre méthode par une personne qui s'était rendue chez vous et qui nous a fortement conseillé de la suivre.

Inutile, Monsieur, de vous dire ma joie et celle de ma femme d'avoir trouvé cette espérance, aussi je ne perdis pas un seul instant pour mettre le nouveau traitement en œuvre, et l'apprécier à sa juste valeur. En effet, après quelques jours, ma fille commença à évacuer des pellicules blanches, débris de l'enveloppe extérieure du fibrome, puis un mélange de détritus informes de toutes sortes, d'une odeur infecte, qui provenaient de sa désagrégation. Enfin, au bout de trois semaines d'un traitement ininterrompu, elle expulsait le fibrome avec des douleurs considérables.

Maintenant, elle est complètement guérie et ne ressent plus aucune douleur.

Comment pourrais-je vous témoigner ma reconnaissance, si ce n'est en publiant partout les miracles qu'opère la Poudre du Sphinx et en vous priant de publier ma lettre et de m'envoyer les malades qui auraient quelques doutes afin que je leur montre ma fille et que je leur rapporte les circonstances de sa guérison.

Veuillez, etc...

GRIVILLIERS Auguste,

Mineur à Hérin, près Valenciennes.

N° 70.

Kyste

Gand, le 7 Juillet 1903.

Monsieur,

Je suis heureuse de pouvoir vous dire que j'ai été guérie entièrement de ma maladie de matrice par la Poudre Styptique du Sphinx et je vous en apporte 8 polypes. Je me porte fort bien après vingt ans de maladie et je regagne beaucoup de forces.

Je vous suis infiniment reconnaissante et vous prie d'agréer....

Epouse L. D. P.

N° 71.

Tumeur, polypiforme

Asnières, le 27 Juillet 1903.

Monsieur,

Je crois être complètement guérie du fibrome que je portais depuis si longtemps, j'ai évacuée en 4 années 42 polypes de formes ovoïdes renfermant toute sorte de matières, sans compter les débris de chaque jour. Les pertes de sang qui me duraient 3 semaines par mois, se sont arrêtées depuis la fin du mois de Mai dernier.

J'évacue toujours quelques petites peaux, mais sans souffrance, car j'ai bien souffert partout, j'avais tant de mal, je continue toujours les injections, mais moins fortes car j'ai mis jusqu'à trois cuillerées à bouche comble pour 1 litre d'eau. Maintenant j'ai très bon appétit et je puis travailler. J'ai donné votre adresse à beaucoup de monde et je le ferai encore maintenant avec plus d'assurance. Vous pouvez aussi donner la mienne à qui vous voudrez. Je trouve que c'est un grand service à rendre que de propager votre remède.

Je vous remercie beaucoup, Monsieur, et aussi Dieu qui m'a donné la confiance et la persévérance, sans cela je ne serai pas guérie, les médecins m'ayant abandonnée, j'ai été obligée de me soigner seule.

Recevez, Monsieur, au nom de mon mari et au mien, la reconnaissance de tous vos bienfaits et l'assurance de mon profond respect.

Marie REBOUX,
64, rue de Colombes, Asnières. (Seine)

N° 72.

Polypes muqueux du col

Anor, le 21 Mars 1900.

Monsieur,

Depuis bientôt trois ans, j'ai une boîte de votre Poudre styptique du Sphinx, mais ayant été malade et obligée de suivre un traitement, je n'ai pu en faire usage.

Sur l'avis d'une amie qui l'emploie et qui s'en est très bien trouvée, je suis décidée à m'en servir à mon tour en suivant exactement l'instruction.

A la suite de la seconde injection j'ai remarqué dans l'eau rendue, quelques petites peaux blanches, à la troisième également de ces peaux et à la quatrième de très grandes et abondantèrent. Je suis étonnée de ce résultat si rapide et si inattendu.

Veuillez agréer, etc.

Mme I., F.

Nº 73.

Polypes muqueux du col

Arras, le 17 Juillet 1901.

Monsieur,

Depuis plusieurs années, je souffrais d'un mal de ventre pour lequel j'avais consulté plusieurs spécialistes qui m'avaient fait suivre des traitements divers jusque l'électricité à l'intérieur.

Comme rien ne me soulageait et que le mal s'aggravait sans cesse, ils en arrivèrent à me proposer l'opération. Cette idée que j'étais destinée à être opérée faillit me rendre folle. Je passais mes nuits à me promener dans ma chambre et si parfois je dormais une heure, ce sommeil n'était qu'un affreux cauchemar où je me voyais résister de toutes mes forces contre les docteurs qui voulaient m'entreprendre. Cette idée fixe d'être viviséquée doublait mon mal et ne me laissait nul repos. Les idées les plus bizarres s'emparaient de moi pour m'affranchir de cette cruelle nécessité. C'est ainsi que je me rendis un lundi matin à Lille pour consulter une célébrité médicale dans l'espoir qu'il confirmerait mon opinion ; que j'éviterais une opération en me résignant à souffrir beaucoup et longtemps.

Dans l'hôtel où j'étais descendue, je crois par une permission de la Providence, j'entendis parler de votre remède par une personne qu'il avait guérie. « Ma chère dame, me » dit-elle, pour l'amour de Dieu ne vous faites pas opérer » lorsque vous pouvez si bien vous guérir par les injections » à la Poudre du Sphinx. »

Je saisis à deux mains cette suprême consolation, pris votre adresse et le remède et retournai à Arras nanti de mon trésor.

Dès les premières injections je rejetais des peaux très minces, blanches et parcheminées, puis plus grandes, plus épaisses et plissées, enfin au moment de mes époques, je rejetais, non sans souffrance, une enveloppe qui comme grandeur pouvait représenter la grosseur d'un ballon d'enfant.

Je vous en avertis de suite, et vous avez eu la bonté de me tirer d'inquiétude en m'annonçant que je venais de quitter l'enveloppe du mal, que ce mal était un kyste et que je devais continuer les injections. Ce que je fis, et après deux mois de traitement, je me sentais débarrassée.

Quel changement ! Avant le traitement, je ne pouvais plus marcher, je ne pouvais sortir qu'en voiture, j'avais des douleurs qui changeaient constamment de place : tantôt dans les reins, tantôt dans le côté droit du ventre, après, dans la vessie, puis dans la tête, les pieds, etc., etc. Comme le ventre était de grosseur naturelle et qu'aucune évacuation insolite ne se produisait, rien ne pouvait indiquer avec certitude aux docteurs que le siège du mal était dans la matrice.

Mais, Monsieur, quelle merveille que votre Méthode ! j'ai suivi progressivement les symptômes et il me semble que chaque partie de mon corps a été visitée et travaillée par cette Poudre mystérieuse et merveilleuse. Je me sentais mourir et en peu de temps je suis revenue à la vie, à la santé.

J'ai continué ainsi à jouir d'une excellente santé pendant plus d'un an, lorsqu'il y a quatre ou cinq mois, je me sentais très lourde, j'avais des vapeurs, des vertiges. On me rassura en me disant que c'était l'effet de mon âge, que ça passera. Comme ma bonne Poudre ne me quitte jamais, l'idée me vint de l'employer, et je repris le traitement pendant un mois et les injections m'ont amené un second kyste.

Si je vous eusse écouté les deux kystes auraient été expulsés à un mois d'intervalle. C'est une négligence de ma part. Je me sentais si bien après l'expulsion du premier que je ne pouvais supposer en avoir d'autres et j'ai abandonné le traitement trop tôt.

Aujourd'hui que tout est terminé et que je suis complètement guérie, je vous prie de publier ma lettre afin qu'elle rende service aux personnes atteintes du même mal. Dites leur qu'elles peuvent prendre mon adresse chez vous, envoyez-les même chez moi avec une recommandation de votre part. Déjà, j'ai reçu une dame d'Arras qui a commencé le traitement et s'en trouve fort soulagée. Je recevrai ces malades avec plaisir, je leur conterai ce que j'ai souffert avant de connaître la Poudre du Sphinx et toutes les circonstances de ma guérison. Cette guérison arrive toujours, si le traitement est suivi ponctuellement. Je leur dirai que j'étais à la porte de la tombe, que la perspective de l'opération me glaçait d'effroi, me faisait perdre la tête et me portait au suicide et que seule la considération de mes enfants, ce que j'ai de plus cher au monde, me retenait sur cette pente et que vous m'avez sauvé la vie.

Je vous dois une éternelle reconnaissance.

Mme LÈTÉVÉZ
6, rue de la Larderie, à Arras.

P.-S. — Vous avez le premier kyste, je conserve le second comme attestation.

Nota. — Cette reprise du mal indique qu'après les premières expulsions il faut continuer le traitement pour s'assurer s'il n'y a pas d'autres polypes, ce cas est le plus fréquent.

N° 74.

Polypes muqueux multiples du col

Roubaix, le 2 Février 1900.

Monsieur,

Depuis très longtemps je souffrais beaucoup au moment de mes époques et quoique ayant consulté plusieurs fois, je n'éprouvais aucun soulagement des traitements que je suivais.

Au mois de Mars dernier, une de mes amies vint me voir et me conseilla avec instance d'avoir recours à la Poudre du Sphinx.

Désolée de souffrir de plus en plus et de n'arriver à aucun bon résultat, je commençais les injections à cette époque et quinze jours après ce nouveau traitement je perdis mon premier polype.

Depuis, je continue toujours mes injections en ayant de suite ressenti un grand soulagement, aujourd'hui je suis arrivée à mon vingt-quatrième polype en 24 mois.

J'ai la ferme confiance de pouvoir vous annoncer bientôt ma complète guérison.

La reconnaissance que je vous dois me fait propager autour de moi vos produits et c'est de tout cœur que je le fais car votre poudre est vraiment merveilleuse, et je voudrais la voir essayer par toutes les personnes qui souffrent comme j'ai souffert.

Je vous autorise à publier cette lettre et vous prie d'agréer, Monsieur, avec mes remerciements mes sincères salutations.

F. ROGER, rue de la Concorde.

N° 75.

Polypes muqueux multiples du col

Willems, le 2 Juillet 1900.

Monsieur,

J'ai l'honneur de vous informer que ma sœur, Madame Piquet, de Willems, demeurant présentement à Bachy, avait depuis longtemps un écoulement sanguin de la matrice qu'elle ne parvenait pas à guérir lorsqu'une personne de Bachy qui avait été guérie par l'usage de la Poudre du Sphinx lui en conseilla l'emploi, ce qu'elle fit aussitôt et elle eut lieu de s'en féliciter.

En effet, dès les premières injections, l'hémorrhagie fut arrêtée. Mais sa surprise fut grande d'évacuer un polype muqueux du col ; ce qui se renouvelle depuis chaque mois et voilà qu'elle vient d'expulser son 26e en 19 mois.

Depuis qu'elle prend ces injections, sa santé et ses forces lui sont revenues ; elle fait son travail comme étant jeune fille et comme si elle n'avait jamais rien eu. Du reste, le médecin qui la soigne en est émerveillé et constate qu'elle est guérie, qu'elle n'a plus rien contre elle.

Veuillez agréer, Monsieur, avec toute ma reconnaissance, mes salutations empressées.

LEFEBVRE Jean, à Willems.

N° 76.

Agglomération de kystes

Paris, le 23 Mai 1901.

Monsieur,

Je vous ai adressé aujourd'hui, en échantillon recommandé par la poste, un petit flacon contenant un polype ou fibrome que ma femme a rendu il y a deux mois par suite du traitement qu'elle a commencé avec la Poudre et l'Elixir du Sphinx au mois de Février dernier.

Madame B... dont je ne saurais trop louer du reste la complaisance et la gracieuseté qu'elle a témoignées à ma femme en cette circonstance, a dû vous informer à ce sujet, puisque c'est elle qui nous a dit que vous demandiez à avoir un des résultats du traitement.

Ma femme souffrait du ventre depuis au moins douze ans, et tous les mois ou plutôt toutes les trois semaines elle perdait du sang d'une façon absolument anormale. Nous avons vu plusieurs médecins qui ne sont arrivés à aucun résultat, et deux curettages pratiqués en 1896 n'ont abouti à rien non plus. On nous avait conseillé en dernier lieu, au mois de Février dernier, un traitement électrique ou bien alors une opération radicale. Lorsque le hasard nous a fait connaître une dame qui s'est rendu à votre officine de Roubaix, accompagnée de son frère (Madame N...) au mois de Janvier dernier.

Cette dame a de la famille à Roubaix et elle nous a absolument conseillé de suivre la Méthode Roubaisienne et d'aller comme référence, faire une visite à Mme B... qui suivait ledit traitement.

Nous sommes allés voir Mme B... qui nous a tout à fait convaincus et nous a fortement engagés à suivre le même traitement qu'elle.

Comme je vous l'ai dit plus haut, cette dame a été pour nous de la plus grande complaisance : Elle a conseillé sagement ma femme et l'a dirigée dans son traitement ; depuis elle est venue plusieurs fois la voir afin de l'encourager à continuer, car ma pauvre femme depuis si longtemps qu'elle souffre se décourage bien vite.

Grâce à son précieux concours, elle se mit résolument à la besogne et voici en quelques mots les résultats obtenus.

Depuis le mois de février, elle a expulsé quatre morceaux du genre de celui que je vous ai envoyé mais d'une forme un peu différente. Celui-ci est plus long que les autres, et il est presque entièrement recouvert d'une enveloppe.

Les douleurs au moment de ces expulsions sont très vives et Mme Leveillé se plaint toujours du ventre qui est gonflé et très sensible. Comme elle est très forte, surtout de l'abdomen, depuis trois ans, les docteurs avaient diagnostiqué une très grosse tumeur ; de plus, elle est anémique et nerveuse. Je vous donne ces renseignements pour éclairer votre religion sur son cas.

Un médecin de mes amis est venu, sur ma demande, voir ces heureux résultats. Comme ce docteur, sans préjugés ni préventions, avait une malade du genre de Mme Léveillé à soigner, et qu'après avoir épuisé à son égard tout l'arsenal thérapeutique, il en était réduit à employer l'opération, il l'ajourna cependant, car frappé des effets aussi merveilleux que contraire aux données actuelles de la science que produisait la Poudre du Sphinx, il voulut l'essayer et commença le traitement avec une boîte que je lui remis.

Il attend les premiers résultats pour vous écrire.

Avec tous mes remerciements pour votre excellente méthode, je vous prie d'agréer mes meilleurs sentiments.

G. Leveillé,

18, rue de Clignancourt.

Nᵒ 77.

Kyste ou polype muqueux

Paris, le 23 Avril 1901.

Monsieur,

Si j'ai attendu si longtemps pour vous remercier de votre bonne grande lettre, c'est que j'ai préféré passer avant de le faire, deux fois encore le moment critique afin de vous renseigner suffisamment sur le cas.

J'ai perdu le mois dernier un morceau de chair gros comme un œuf de pigeon. J'en ai fait part à Mme B... qui croit que c'est mon kyste que j'ai rendu.

Une fois mes époques passées, j'ai été trouver M. G..., qui est un de nos meilleurs chirurgiens. Et sans lui parler du traitement que j'avais suivi, je lui ai dit que je venais le trouver parce qu'à la suite d'une fausse couche que j'avais faite précédemment, le docteur qui m'avait soigné m'avait affirmé que j'avais un kyste sur l'ovaire gauche.

M. G... m'examina sérieusement à ma demande et me déclara que si j'avais eu un kyste, il avait disparu et que je pouvais partir absolument tranquille.

Inutile, Monsieur, de vous dire ma joie et celle de mon mari. Pourtant je ne puis pas encore entièrement crier victoire, car j'ai dernièrement rendu une membrane.

Madame B... que j'ai vue aujourd'hui, m'engage fortement à continuer le traitement et je suis décidée à suivre son sage conseil.

Ma cousine, Mme B. Bl., de la rue Etienne-Marcel, à qui j'ai indiqué votre remède, a rendu après quatorze jours de traitement une membrane énorme. Elle doit sous peu vous écrire à ce sujet.

De mon côté, je suis résolue à faire autant de propagande que possible envers cette Poudre Merveilleuse, car réellement c'est rendre service aux personnes qui souffrent que de la leur indiquer.

Recevez, Monsieur, avec mes remerciements sincères, l'expression de mes meilleurs sentiments.

Mme G. JABLY,
18, rue Ducouédic, à Paris.

Nº 78.

Polypes muqueux

Paris, le 14 Août 1902.

Monsieur,

Je viens de laisser mon sixième polype et cela depuis quatre mois de traitement de la Méthode Roubaisienne. Je trouve cela magnifique, aussi je vous félicite vivement d'avoir entrepris la propagation de cette belle découverte, car cela tient réellement du prodige ; et moi, qui avant de connaître votre remède merveilleux, en était réduite à me voir opérer.

Donc, Monsieur, sans vous, j'étais obligée de me laisser faire une opération que je redoute par dessus tout. Aussi, maintenant que je me vois sauvée, je viens vous remercier et vous donner l'autorisation de publier cette attestation pour la propagande de votre précieux remède.

Veuillez, agréer, etc.

B. BLANC,
40, rue Etienne-Marcel.

N° 70.

Métrite, Antisepsie puerpérale

Roubaix, le 8 Novembre 1900.

Monsieur,

Ayant appris que vous publiez quelques cas typiques de guérisons obtenues par l'usage de la poudre du Sphinx, non par esprit de réclame mais en vue d'instruire et d'édifier les personnes qui désirent être renseignées à son égard, permettez-moi d'apporter à cette bonne œuvre mon modeste concours. C'est du reste mon devoir de le faire ; il est doux, et je le fais avec infiniment de plaisir.

Je suis Madame Floris Coupeleux, née Emilie Castelain. J'habite aujourd'hui rue Bernard et j'habitais rue Lacroix, n° 7 bis, lorsque épuisée à la suite d'une perte et malgré les soins dévoués mais infructueux de deux médecins consécutifs, j'entrai à l'hôpital sans espoir d'en sortir.

J'y étais à peine installée que je vois entrer vivement mon mari la mine rayonnante. « Je viens te chercher, je vais te guérir moi-même. » Et il m'emmena dans sa voiture. Il avait entre temps fait connaissance de la Poudre du Sphinx et de ses effets merveilleux dans des cas analogues au mien.

Dès les premières injections une amélioration immédiate se produisit dans mon état je sentais que je revenais à la vie, que je tenais le véritable remède de mon mal ; et, malgré les souffrances et les coliques consécutives à chaque injection, je les aspirais pour ainsi dire tant je me trouvais bien après les douleurs passagères qu'elles occasionnaient. Dix jours de ce traitement ont suffi à me rétablir complètement.

Naturellement vous n'avez rien su de cet épisode intime et vous l'auriez ignoré toujours ainsi que mon nom, si je n'eusse été appelée comme témoin lors du Procès et si je n'eusse par ma réponse originale provoqué l'hilarité générale et déridé les graves magistrats en séance.

« Témoin qu'avez-vous à dire ! » « Rien que des éloges, Monsieur le Président. Lorsque j'entrais à l'hôpital, je frappais aux portes de la Mort, et maintenant, comme vous le voyez tous, Messieurs, je me dispose à ouvrir les portes de la vie à un heureux rejeton. »

La nature a été généreuse à mon égard ; depuis, un second gros garçon a suivi ce premier et sans doute à cause de l'usage des injections styptiques atténuées, prises pendant le cours de mes portées et qui ont tenu mes organes dans une asepsie absolue, tout s'est passé dans la perfection et pour ainsi dire comme une lettre à la poste. Mes enfants nés bien vigoureux, ont pu franchir sans être inquiétés par les mille maladies de l'enfance la première étape de l'existence ; et moi, je me porte à ravir.

Voilà, Monsieur, ce que je suis heureuse de vous dire et de publier partout en faisant connaître cette Merveilleuse Poudre et en bénissant son inventeur et son propagateur.

Veuillez agréer, Monsieur, avec toute ma reconnaissance, mes sentiments les plus affectueux.

F^{me} Floris Coupeleux,

Rue Lacroix, 7 bis.

Nota. — Cette attestation et une foule d'autres que nous pourrions produire prouvent, que loin de provoquer la stérilité ou d'aider au succès de manœuvres coupables, les injections styptiques assurent l'existence et le développement normal du fruit. Par ce seul fait, ce remède mériterait l'approbation des moralistes et des hommes de science.

N° 80.

Métrite, Pertes blanches

Roubaix, le 3 Novembre 1899.

Monsieur,

Je suis heureux de vous apprendre que la maladie de matrice dont ma femme était affectée, est complètement guérie par l'usage des injections de Poudre du Sphinx.

Ma femme est guérie et rien ne fait prévoir une rechute.

Je vous prie, Monsieur, de donner à ces lignes telle publicité qu'il vous plaira, car j'ai la certitude que les personnes qui suivront le même traitement n'auront qu'à s'en féliciter.

M. Piédana-Bocquart,

au Pont du Fresnoy, Blanc-Seau.

N° 81.

Métrite, kystes

Saumur, le 18 Septembre 1902.

Monsieur,

Ma mère me fait connaître les résultats merveilleux qu'elle a obtenus par l'emploi de votre Poudre du Sphinx. Permettez-moi de joindre mes remerciements à ceux qu'elle a dû vous faire parvenir et d'apporter ainsi un faible tribut de reconnaissance à celui à qui nous devons la guérison de notre chère malade.

J'ai vu depuis douze ans défiler au chevet de cette dernière de nombreux docteurs dont certains étaient cités parmi les plus en vue du monde médical ; leur ignorance du mal ou leur impuissance à le traiter me font un devoir de signaler à tous les bienfaisants effets de votre traitement.

Recevez, etc.

C. BACON,
Professeur à l'école d'agriculture de Saumur.

N° 82.

Métrite

Anzin, le 21 Juillet 1903.

Monsieur,

Après 19 jours de votre merveilleux traitement par la Poudre Styptique, le Spécifique Intestinal et l'Elixir Stomachique, ma femme vient de laisser une bourse en forme de poire ayant environ 9 centimètres de largeur au sommet et 4 centimètres à la base, le petit côté était perforé, il s'en est écoulé une poudre brune et sablonneuse.

J'ai fait examiner le tout par un médecin qui m'a déclaré que c'était la muqueuse de la matrice et que probablement elle en perdrait encore de semblables.

Il a ajouté que ma femme devait prendre un repos de trois mois et que je devais continuer les injections avec votre Poudre Styptique. Comme vous le voyez, Monsieur, je peux donc avoir toute confiance en votre traitement et je vous dois une éternelle reconnaissance de m'avoir tiré de l'affreuse incertitude où je me trouvais depuis 3 ans. Car ma femme qui ne se plaignait que de douleurs dans les cuisses avait été traitée pour du rhumatisme tandis que le siège de la maladie était dans la matrice.

Pour finir je vous autorise avec plaisir de faire de ma lettre ainsi que de ma signature, l'usage que vous voudrez.

Je me ferais même un devoir de répondre aux personnes qui voudraient se renseigner près de moi et je souhaite à ceux qui souffrent, le bonheur de connaître ce précieux remède.

Gaspard DELWAIDE.
149, rue Verte, Anzin (Nord)

N° 83.

Métrite, Pertes blanches

Paris, 28 Octobre 1903.

Monsieur,

Ma reconnaissance pour la méthode Roubaisienne est si grande que je ne puis l'exprimer.

Malade depuis plus de vingt ans, j'étais arrivée au dernier degré d'un mal dont les médecins ne se doutaient pas, puisque j'ai été traitée pour une toute autre cause.

Au mois de mai dernier me sentant complètement perdue, j'en étais à attendre la mort avec bonheur, puisque seule elle pouvait mettre un terme aux souffrances intolérables que j'endurais, quand une personne amie vient me trouver en me parlant de votre merveilleuse Poudre et m'engagea à aller voir Madame D.... qui avait était guérie par elle. J'étais si découragée d'avoir fait tant de choses pour aboutir à rien que j'hésitais en présence d'une nouvelle médication. Mon mari joignant ses instances aux siennes je me décidais à aller voir cette dame qui m'a bien encouragée et m'a montré ce qu'elle avait rendu. Je suis rentrée toute métamorphosée par l'espoir que, moi aussi je pourrais arriver au même résultat.

Le 11 du même mois je commençais le traitement; tout d'abord j'ai éprouvé un mieux sensible qui n'a pas duré puisque les douleurs m'ont reprise avec plus d'intensité au point que voyant le changement qui s'opérait en moi, la personne qui m'avait fait connaître cette bienheureuse poudre me supplia de cesser le traitement. Je n'ai rien voulu entendre, perdue pour perdue, lui répondis-je, je continuerai;

bien m'en a pris comme vous le voyez car c'est une ressuscitée qui vous écrit et qui n'a pas la moindre envie maintenant de partir pour l'autre monde.

Vous dire, Monsieur, la quantité de peaux, raclures, etc., que j'ai laissées par l'intestin, il faut le voir pour le croire, mais c'est surtout par les injections que votre poudre fait merveille. Depuis cette époque j'ai rendu 7 gros kystes et deux morceaux longs de 8 à 10 centimètres qui peuvent compter pour 2 kystes et le dixième, je 1 sens, arrivera la semaine prochaine. Je les garde précieusement dans l'alcool pour les montrer aux pauvres femmes découragées.

Je voudrais, Monsieur, que cette lettre que je vous autorise à publier soit pour elles un encouragement à supporter les douleurs passagères que le traitement fait endurer à son début, car je suis certaine que plusieurs ont dû cesser par suite du manque de persévérance. Que je leur sois un exemple et elles arriveront sûrement à la guérison complète.

Je ne suis pas arrivée à ce résultat, puisque comme vous le voyez, j'ai encore des kystes. Mais quel changement ! Je suis revenue comme à vingt ans ; ces douleurs atroces que j'éprouvais sont complètement disparu et les personnes qui m'ont vue si malade n'en reviennent pas. Mais aussi j'ai suivi le traitement à la lettre et vos bonnes lettres m'ont bien encouragée. Que dirais-je ! que mon plus grand bonheur est de faire connaître votre excellent remède, vous n'en doutez pas, non seulement par reconnaissance, mais par humanité.

Recevez, Monsieur, avec mes remerciements bien sincères, l'expression de mes meilleurs sentiments.

J. HABERT, 133, rue de Sèvres.

P.S.— J'ai oublié de parler des pertes blanches que j'avais depuis ma plus tendre jeunesse et qui ont disparu après 15 jours de traitement alors que je n'avais pu m'en guérir jusqu'ici.

No 81.

Salpingo-ovarite et Métrite

Roubaix, le 14 Décembre 1903.

Monsieur,

Je n'hésite pas à vous apporter mon témoignage au sujet de l'emploi de votre Poudre. Dans une autre circonstance, je vous ai donné un témoignage non moins éclatant, je me plais à le renouveler.

Souffrante de puis une dizaine d'années je consultais différents docteurs : L'un d'eux, une sommité médicale, diagnostiqua : *Inflammation des ovaires, Inflammation de la Trompe et métrite* ; le tout compliqué de vestiges d'une ancienne péritonite.

Je ne conteste aucunement la science de ces Messieurs, mais enfin leurs soins furent impuissants à me soulager.

C'est alors qu'on me parla de votre Poudre.

Après avoir beaucoup hésité à l'employer, car, si je suis par tempérament peu disposée à croire à la vertu des remèdes empiriques et à suivre bénévolement les conseils des bonnes femmes, je ne suis néanmoins pas hostile aux inventions et découvertes d'où qu'elles peuvent venir, car je sais que l'esprit de l'Invention souffle où il veut ; et d'un autre côté, comme je n'avais plus que cette ressource je me décidai à en faire l'essai et à appliquer votre remède à mon cas.

Les trois premiers mois de traitement me causèrent tant de souffrances que j'étais sur le point de l'abandonner ; quand je commençais à en ressentir les bienfaisants effets qui ne discontinuèrent jusqu'à ma guérison complète effectuée douze semaines après. Actuellement ma santé est bonne, l'appétit est revenu, mes fonctions et mon embonpoint ont augmenté. Mais par mesure de prudence je n'ai pas pas abandonné le traitement depuis cinq ans. A la moindre alerte, vite la Poudre.

Je me tiens à la disposition de tous ceux ou celles qui souffrent pour les renseigner et les réconforter, et vous, Monsieur, recevez l'expression de toute ma gratitude.

Eugénie DELHOUTTE, femme DESSOULET,
23, rue Notre-Dame, à Roubaix.

N° 85.

Kystes d'eau

La Madeleine-lez-Lille, le 12 juin 1900.

Monsieur,

J'ai le plaisir de vous témoigner toute ma reconnaissance pour le magnifique résultat obtenu depuis quinze jours seulement, par l'emploi de votre Poudre Styptique du Sphinx.

Depuis quatre ans que je suis en traitement, je n'ai jamais obtenu de soulagement à mes souffrances et mon état allait en s'aggravant chaque jour, surtout depuis les quatorze derniers mois qui correspondent à mon mariage, désespérée et ne sachant plus à quel saint me vouer, je me décidai enfin à employer votre Poudre dont j'entendais partout faire le plus grand éloge.

Je ne tardais point à m'en féliciter, car dès le troisième injection, j'expulsai des débris d'enveloppe de Kystes d'eau et maintenant je suis tout à fait bien rétablie.

Je vous engage à publier cette lettre, car la propagation de votre remède est une œuvre d'humanité.

Avec mes remerciements, veuillez agréer, etc.

Madame TAVERNE-LEMOINE,
54, Avenue de Saint-Maur, à la Madeleine.

N° 86.

Hypocondrie. — Entérite pseudo-membraneuse

Roubaix, le 12 décembre 1900.

Monsieur,

Je viens un peu tard vous remercier et vous témoigner toute ma reconnaissance pour ma guérison miraculeuse par l'usage de la *Poudre du Sphinx* et du *Spécifique Intestinal*.

Je vous prie de publier par tous les moyens que vous jugerez l'attestation suivante :

D'un tempérament robuste et d'une santé florissante, j'étais arrivée peu à peu à perdre mes forces et mon énergie. Pendant de longues années je fus traitée pour une tumeur à la matrice, et les dépenses nécessaires à suivre la médication prescrite, avaient épuisé toutes mes économies. Lorsque j'entendis parler des effets merveilleux du nouveau Remède, j'étais à bout de tout et je venais d'être administrée pour la seconde fois. Néanmoins je voulus à mon tour en essayer, persuadée qu'il produirait sur moi le même effet que sur les autres personnes. Mais à mon grand étonnement, après que j'eus quitté un fibrome gros comme le poing, je n'obtenais plus aucun autre résultat ; pas le moindre corps étranger ne sortait plus, je laissais les injections aussi claires que je les prenais et je n'éprouvais aucune douleur, aucune sensation de la part de la matrice. D'un autre côté, pendant ce temps mon mal de ventre augmentait sans cesse : je ne pouvais me tenir que pliée en deux, tout travail m'était impossible. C'est dans cette position que je vins vous trouver et vous demander votre Spécifique Intestinal.

Je n'eus qu'à me féliciter de ma détermination. Dès les premiers lavements que j'avais pris à dose massive, j'eus des coliques atroces ; bientôt le besoin d'évacuation se fit sentir et je laissais des peaux, des peaux et toujours des peaux. Mon mari effrayé me voyait rendre toutes mes entrailles, éperdu et ne sachant où donner la tête, il n'arrivait à temps pour tout recueillir. Tout compte fait, je quittai un seau entier de peaux longues, gluantes et verdâtres de un mètre et plus de long, dont j'ai conservé un spécimen dans l'alcool. Quand je me levais, j'étais guérie ! Et maintenant, à l'âge de 52 ans, je suis redevenue droite comme un I et mon courage et mes forces sont récupérés. Je suis comme si je n'avais jamais été malade.

Voilà, Monsieur, mon cas, je suis prêt à en témoigner envers tout le monde afin de convaincre les plus incrédules.

Veuillez agréer, avec toute ma reconnaissance, mon dévouement le plus compl¹t.

Madame MASSÉ,
Rue de Condé, 62, au Pile.

Nᵒ 87.

Hypocondrie ou Entérite pseudo-membraneuse

Barneville-sur-Mer (Manche), le 29 avril 1900.

Monsieur,

Veuillez me faire expédier deux flacons de votre Elixir Stomachique. Notre malade s'en trouve très bien et cela hâte sa guérison. Les lavements au *Spécifique Intestinal* sont surtout très efficaces : la malade rend quantité de glaires, de peaux et de matières informes oui lui dégagent les intestins. L'appétit lui revient et les digestions se font aisément, ainsi depuis deux jours, elle reprend de la nourriture sans en éprouver la moindre gêne.

Il nous reste à vous remercier et à proclamer que votre remède, loin d'être une vulgaire production du charlatanisme, est au contraire un médicament très souverain et très efficace. Soyez assuré de notre reconnaissance et de la propagande que nous en ferons dans notre région, auprès des personnes qui souffrent de l'estomac et de l'intestin et ne trouvent pas à se soulager.

F. B.

N° 88.

Hypocondrie

Lœrs-lez-Lannoy, 27 mars 1900.

Monsieur,

Je suis heureux de pouvoir enfin vous apprendre ma complète guérison du terrible mal qui me dévorait depuis si longtemps et que personne n'arrivait à conjurer.

Je souffrais de douleurs d'entrailles continues et insupportables, j'avais le ventre ballonné et douloureux, la peau en était tendue comme celle d'un tambour ; je ne dormais plus, je respirais difficilement, j'avais des suffocations, des palpitations et des maux de reins ; j'avais de la constipation, des indigestions, des gargouillements et pas d'appétit. Mon sort était si désespéré, mon existence tellement à charge que beaucoup craignaient de ma part un coup de désespoir ; d'autres m'y auraient même poussé par fausse pitié.

Comme tous les remèdes que j'avais employés jusqu'ici ne m'avaient produit aucun effet j'eus beaucoup de peine à me décider à employer le vôtre qu'un ami me présentait et encore ne le fis-je que par acquit de conscience.

Mais à ma grande surprise, dès le premier jour, après les douleurs passagères que son administration occasionne toujours lorsqu'il se trouve en présence de quelque mal à combattre comme vous le dites, j'éprouvais une détente, un soulagement qui fit naître l'espérance dans mon cœur : « Serait-ce enfin le remède qui conviendrait à ma maladie ». En effet, je l'avais trouvé et du même coup je pus déterminer la nature jusqu'ici inconnue et si insidieuse de mon mal : l'*hypocondrie*, maladie aussi ancienne que le monde, morte de vétusté, mais ressuscitée de nos jours sous le nom d'*entérite pseudo-membraneuse*, et caractérisée par une prolifération de fausses membranes intestinales remplissant toute l'étendue du gros intestin, recouvrant la muqueuse comme d'un vernis et l'empêchant par là de remplir ses fonctions, s'accumulant en certains endroits au point d'obstruer l'intestin, et de jouer le rôle d'un corps étranger et d'occasionner ainsi ces multiples symptômes auxquels j'étais sujet et que personne ne pouvait m'expliquer. Or, de l'avis des hommes de l'art, depuis des siècles la Médecine cherche un remède pour l'évacuation de ces productions morbides et votre *Spécifique intestinal* est le seul qui jusqu'ici réussisse. Par son usage j'ai évacué quantité de peaux longues. minces planes ou contournées et festonnées, quelquefois des masses gélatineuses en forme de lanières ou de grains de chapelet et longues de 0.50 et 0.75 centimètres.

Tandis que j'entrevoyais ma guérison prochaine dont ces évacuations étaient la condition, j'étais joyeux et satisfait du résultat journalier, voici qu'on me fit peur : « Mon ami, ce remède est si violent qu'il râcle, pèle et corrode les intestins, prenez garde ! on ne peut vivre sans viscères et chaque jour vous perdrez les vôtres ». Néanmoins, je continuais jusqu'à ce que je ne rendisse plus rien, plus rien du tout, moment à jamais heureux de mon existence où ma guérison était assurée, grâce à l'emploi de votre merveilleux remède ce dont je vous rends ici un hommage public.

Veuillez agréer, avec tous mes remerciements, mes salutations les plus respectueuses.

Médard Lannoy, à Leers (Nord).

P.-S. — Comme on ne peut vivre sans intestins et que je me porte maintenant à merveille, je conclus que ces peaux et débris n'étaient point le résultat de la destruction des intestins, et que ces messieurs se trompaient ; mais qu'elles étaient dues à un espèce de nettoyage, de curage naturel par le *Spécifique Intestinal*.

Nº 89.

Entérite membraneuse ou hypocondrie

Asnières-lès-Bourges, le 7 Août 1903.

. Monsieur,

J'ai pris les médicaments de la *Méthode Roubaisienne* à Bourges chez M. Boivin, votre dépositaire, et dès la première administration du *Spécifique Intestinal*, l'effet que j'en ai ressenti était tel que vous me l'avez indiqué : au bout de dix minutes j'ai eu de violentes douleurs d'entrailles, puis vingt minutes après j'allais à la selle et je constatai dans les matières un paquet volumineux de vieilles peaux consommées, de longs filets striés de sang, des feuilles de pissenlit non digérées. Chose bien bizarre, car voilà quatre ans que je n'ai pas mangé de cette salade ; il y avait également quantité de petites boules de la grosseur d'une noisette de couleurs variées, enveloppées d'une peau blanche.

Le lendemain même résultat et cela continue. Je vois aujourd'hui que ce traitement peut donner un bon résultat et me délivrera de mon mal.

Soyez assuré que je me charge de faire connaître ce merveilleux remède au public de mon pays et surtout à celui des établissements militaires où beaucoup d'ouvriers sont atteints de semblables maladies.

FRANÇOIS, rue de l'Eglise.

Nº 90.

Gastro-entérite

Cambrai, le 13 Décembre 1900.

Monsieur,

Il y a environ deux mois qu'accompagnée d'une amie nous venions vous chercher les remèdes nécessaires, mon amie au sujet d'un fibrôme et moi pour une gastro-entérite. Je ne veux pas rester plus longtemps sans venir vous témoigner ma bien sincère gratitude et vous dire les effets que votre Elixir et votre Poudre ont produit dans mon être. C'est un changement tel que je ne crois plus être la même personne.

Tout ce que j'ai évacué soit en glaires, soit en peaux, soit même en morceaux charnus me ferait croire que j'avais dans l'estomac une espèce de tumeur. Je continue le traitement jusqu'à ce que je ne vois plus les symptômes signalés plus haut.

Je me ferais un devoir aussitôt que je le pourrai d'aller vous apporter toutes ces pièces qui seront preuves à conviction. Tant qu'à moi je suis satisfaite car le bien que j'en ressens me suffit puisque depuis 25 ans je souffrais de ce mal. L'amie qui m'a accompagnée commence à jouir du résultat de votre précieux remède : deux fois elle a laissé aller des morceaux de son fibrome, elle me charge de vous présenter son respect ainsi que sa gratitude.

Je vous autorise à montrer ma lettre, si elle peut être un encouragement aux personnes qui voudraient employer votre Méthode. De mon côté je ne manque pas de parler de vous et de vos remèdes efficaces.

Recevez, Monsieur, avec mon respect l'assurance de ma bien sincère reconnaissance.

Rosalie RUFFIN, 7, rue Vaucelettes.

N° 91.

Métrite et Entérite

Clamart, le 3 Mai 1902.

Monsieur,

J'ai l'honneur de vous dire d'abord que votre Spécifique Intestinal a fait merveille. Nous nous en sommes aperçus au deuxième lavement. La première selle a été très abondante, puis à la seconde la personne a rendu une peau qui avait plus d'un mètre de long, puis nous ne les avons plus comptées. Il y en avait à chaque fois des quantités et de toutes les façons. J'en ai gardé quelques-unes pour montrer aux incrédules. Il y en avait plus d'un litre en tout.

Depuis vingt ans j'avais épuisé sur ma fille tous les lavements, pilules, tisanes etc. de toutes sortes et rien ne lui a réussi. J'espère que maintenant, débarrassée de toutes ces horreurs elle sera comme tout le monde.

Quel bonheur et quel repos pour moi !

Quant à moi, Monsieur, depuis que je me soigne et à partir de la première injection j'ai été mieux. Ce que j'ai rendu est incroyable, ainsi aujourd'hui même j'ai rendu un kyste en fragments enveloppé d'une peau épaisse, blanchâtre et remplie de sang qu'on dirait cuit. C'est au moins le sixième que je rends comme cela. Je continuerai jusqu'au dernier.

Comme il y a huit ans que je suis malade, mon mal est très ancien et sans doute difficile à guérir; aussi, je suis très sévèrement la méthode sans rien négliger afin d'en finir au plus tôt, car j'ai hâte de me guérir.

Recevez Monsieur, l'expression de mes sentiments très reconnaissants.

J. D. à Clamart (Seine).

N° 92

Kystes et Entérite

Collonges, le 23 Juillet 1902.

Monsieur,

Une amie m'ayant beaucoup parlé de votre merveilleux remède, j'ai voulu l'essayer un peu au hasard.

Depuis plusieurs années, je souffrais de faiblesses, de lassitudes ; j'avais passablement de pertes blanches, ce qui me donnait une tristesse que je ne pouvais surmonter et je n'avais plus d'appétit. Tous les docteurs consultés m'ont dit invariablement : c'est de l'anémie.

Fatiguée de me soigner toujours sans aucun résultat, résolument j'ai commencé votre traitement complet : Injections, lavements et élixir, à partir du 1er Juillet.

Or, le premier lavement, à ma grande stupéfaction, m'a fait rendre une sorte de fibrôme gros à peu près comme le poing. Cette masse blanchâtre s'est désagrégée presqu'aussitôt en une quantité de glaires. Depuis ce jour, j'ai remarqué une masse gélatineuse très blanche, puis la dernière semaine des peaux très courtes et larges comme trois doigts, de la couleur des matières. La prise des lavements a été très douloureuse le premier jour seulement, depuis, je n'ai plus souffert.

Quant aux injections, je les rendais telles que je les prenais, je n'y remarquais rien, pas même les plus légères pellicules parcheminées ; ne pouvant les garder, j'employais l'obturateur. J'ai interrompu le traitement samedi dans l'attente des menstrues qui sont venues dimanche et n'ont rien présenté d'anormal jusque mardi soir. Lorsque tout à coup, sans aucune douleur, j'ai perdu une espèce d'enveloppe de peau assez épaisse et comme parcheminée, c'était court, mais très large. Il y avait dedans des caillots de sang noir. Je vous avoue que cela m'a un peu effrayée.

Je pensais que c'était fini, lorsque le lendemain matin, je perdis de nouveau une seconde peau plissée d'un blanc verdâtre. Je vais attendre jusque samedi que tout soit terminé et je continuerai tout le traitement complet comme auparavant.

L'élixir m'a fait expectorer beaucoup de gros crachats verdâtres et m'a donné de l'appétit et une meilleure digestion.

Je suis déjà moins triste, je me sens revivre, mais je vais vous dire que j'aie les jambes d'une faiblesse extrême et j'ai la vue très fatiguée. Quoiqu'il en soit du reste, je veux déjà vous remercier pour les beaux résultats obtenus et je vous fais autour de moi une active propagande car votre précieux remède est une découverte magnifique et un bienfait pour l'humanité.

Recevez, Monsieur, l'expression de ma plus vive reconnaissance.

S. M. L.

Nᵒ 03.

Seconde Lettre

Le 4 Août 1902.

Monsieur,

Je continue le traitement complet. Ces jours-ci, les lavements deviennent un peu plus douloureux et j'ai expulsé des peaux longues, minces et blanches comme des petites cordelettes. Les injections amènent des pellicules blanches ; je continue avec l'obturateur.

Je me sens beaucoup mieux, mais je ne peux pas encore travailler beaucoup car je suis très vite lasse et fatiguée. Et pourtant il y a déjà en moi un grand changement. Je suis bien heureuse de penser que je guérirai complètement grâce à votre précieux remède.

Je serais enchantée que ma lettre put servir à vous faire une bonne propagande ; je la fais du reste de vive voix auprès de mes amies et connaissances ; on ne saurait trop vanter un remède aussi merveilleux.

S. M. L.

No 04.

Troisième Lettre

8 Novembre 1902.

Je continue toujours le traitement et n'ai point encore atteint la période de convalescence. Je suis toujours très satisfaite des résultats obtenus jusque maintenant et je vous prie de recevoir, etc.

S. M. L.

No 05

Polypes du Rectum

F., près Arras, le 18 Décembre 1900.

Monsieur,

Depuis environ un an, je souffrais des intestins. Au mois de février 1900 j'en devins très malade, ne pouvant plus prendre d'aliments sans ressentir aussitôt des coliques affreuses. Au mois de mars, je laissais aller de l'intestin trois tumeurs ou polypes fibreux gros comme des noix. Avril et Mai furent des mois pendant lesquels je me sentais bien malade et manquais d'appétit. Au mois de Juin, j'eus une débâcle de trois tumeurs grosses comme des œufs de poule, puis d'une quantité de sang corrompu, caillots, raclures, peaux, etc., je devins très mal, les règles cessèrent. En juillet, deux nouveaux polypes s'expulsèrent. En Août, deux également, en Septembre, deux ou trois toujours très gros, en Octobre, je devins faible, très faible, les docteurs voulurent m'opérer. Je partis à Paris consulter trois princes de la science. Là comme ici, ma maladie étonna ces savants qui la rencontraient pour la première fois. De même que leurs confrères, ils veulent opérer le plus vite possible.

Je devenais de plus en malade, moribonde, sans cependant pouvoir me décider à l'opération. C'est alors qu'on me fit connaître votre Méthode. Les jambes et les pieds enflés, me traînant à peine, je voulus néanmoins me rendre compte de visu. Je revins le 8 Novembre et commençai le traitement le 10. Alors, je laissai aller deux tumeurs le 11, puis chaque jour, ce sont des glaires, des muqueuses (fausses membranes). Alors j'ai bon espoir, je me crois en voie de guérison. Mon appétit revient, je mange comme quatre, je digère parfaitement et sauf l'enflure de mes jambes je me croirais guérie.

Je pesais 50 kilogs le 1er Novembre, j'en pèse 55 le 1er Décembre.

Mon docteur me demande ce qui fait que je change à vue d'œil. Enfin nous sommes tous satisfaits.

C'était trop beau. Vers le 6 Décembre, je suis reprise de coliques, je puis compter les polypes que je porte, j'en ai encore cinq ou six. J'attends avec anxiété leur expulsion et je continue le traitement.

Veuillez agréer, Monsieur, mes salutations sincères.

B. B., propriétaire.

N° 96

Tumeur de l'Intestin

Valenciennes, 22 Avril 1900.

Monsieur,

Nous commençons à avoir un bon résultat de l'usage du Spécifique Intestinal.

Maman a lâché quatre gros morceaux de sa tumeur qui réunis, forment le volume d'un poing. C'est de la chair rouge comme du foie de veau venant de l'intestin.

Le docteur à qui nous les avons montrés nous a certifié qu'il lui en restait encore deux fois autant. Il a été stupéfait de cette expulsion spontanée : mais ce qui l'a le plus étonné c'est que ces morceaux n'avaient aucune odeur (il ignorait son traitement clandestin et aussi les propriétés antiputrides du Spécifique Intestinal).

Recevez tous mes remerciements.

E. A...

N° 97

Appendicite, Hypocondrie

Asnières, le 17 Juin 1903.

Monsieur,

Combien je suis heureuse de pouvoir vous dire moi-même le bien que votre Spécifique Intestinal m'a fait. Il n'y a que trois semaines que je suis votre traitement et ne puis assez vous dire combien j'en suis satisfaite. Après avoir été si longtemps malade, je commence déjà à rester levée une partie de la journée et jugez cependant dans quel état j'étais puisque mon docteur m'avait fait transporter à l'hôpital craignant l'appendicite ou la péritonite. Voyant que l'opération n'était pas nécessaire, ma famille n'a pas voulu m'y laisser et c'est à mon retour qu'on m'a parlé de votre Spécifique. J'ai voulu l'essayer tout de suite. Je puis vous dire, Monsieur, qu'au premier lavement j'ai été soulagée ; c'est à ne pas croire toutes les peaux et toutes les matières que j'ai évacuées. Tous les jours j'en laisse encore et de si saignantes que ça inquiète mes parents, mais moi me trouvant soulagée, je ne m'en inquiète pas, aussi, Monsieur, je vous suis reconnaissante.

N. 98

Seconde Lettre

27 Juin, 1903.

Monsieur,

Je vois que je suis en bonne voie de guérison, cette semaine, j'ai fait quelques promenades, même assez longues sans être fatiguée, les jambes me font mal, mais c'est tout naturel, puisque depuis 4 mois j'étais au lit. Je ne sais comment vous témoigner ma reconnaissance car sans votre Spécifique je ne sais ce qui me serait arrivé. Toute ma famille se joint à moi pour vous remercier et c'est avec plaisir, Monsieur, que je vous autorise à publier de ma lettre ce que vous jugerez à propos et croyez bien que nous propagerons le plus que nous le pourrons, votre merveilleux remède sachant le soulagement que j'en ai éprouvé et la prompte guérison qu'il m'a apportée.

Epouse CHÊNE.
Mercière, 57, Avenue d'Argenteuil.
Asnières. (Seine)

N° 99

Hémorrhoïdes et Hypocondrie

Je certifie, Jules Pecqueur, douanier en retraite, que l'usage du Spécifique Intestinal du Sphinx m'a guéri de l'entérite pseudo-membraneuse ou hypocondrie. A l'âge de 48 ans je fus pris des premières atteintes du mal que j'ai porté cinq ans et dont les principaux symptômes étaient : perte de sang par les hémorrhoïdes à chaque selle qui m'étaient des plus pénibles et que je n'obtenais que par des purges ; le fondement me sortait gros comme un œuf et je ne pouvais le faire rentrer qu'avec difficulté. J'avais une telle inflammation dans le ventre que ma langue se raidissait dans ma bouche pendant une heure ou deux à chaque défécation. Aucun vent ne se produisait plus et lorsque des mouvements dans le ventre me faisaient espérer leur expulsion, le renvoi se faisait par la bouche ; je n'avais plus d'appétit et j'étais possédé d'une soif ardente et j'urinais peu et avec difficulté ; ma respiration était difficile ; je ne pouvais plus marcher, même me tenir debout et lorsque j'étais forcé de prendre le tramways pour une course indispensable, je devais prendre des mesures et une attitude des plus pénibles pour le plus petit trajet. J'avais le teint jaune, j'étais décharné, enfin la vie m'était à charge et bien de sombres et désespérantes idées me traversaient le cerveau, lorsque un ami m'apprit les cures merveilleuses qu'opérait le Spécifique Intestinal.

Aussitôt je l'employai et à ma grande satisfaction je ne tardai pas à en éprouver les bons effets. Dès les premiers lavements je quittai de nombreuses peaux longues, larges, épaisses et plissées (8 et 10 centimètres de longueur, 2 centimètres de largeur et 3 millimètres d'épaisseur) et depuis trois mois que je suis ponctuellement le traitement j'ai laissé plusieurs litres de ces peaux. Chose curieuse, les premiers lavements n'étaient point sensibles, sans doute à cause de la grande quantité de peaux que contenait le rectum et maintenant que cette partie est nettoyée, ils sont un peu douloureux et il me semble par les mouvements de l'intestin que celui-ci se débarrasse des corps étrangers qui l'obstruent.

Dans la situation où je suis maintenant je me contenterais de rester toujours, mais j'ai la certitude de me remettre entièrement. En attendant je vous autorise à publier cette lettre par tous les moyens de publicité que vous jugerez.

PECQUEUR Jules,
à Wattrelos (Carrière des Prés).

Roubaix, le 15 Septembre 1901.

N° 100

Hémorrhoïdes

Orange (Vaucluse), 17 Décembre 1900.

Monsieur,

Je vous remets ci-joint un mandat-poste de 5 francs 50, montant de la facture d'un pot de Baume anti-hémorrhoïdal et d'une boîte de Spécifique Intestinal que je vous ai demandés le 26 Septembre dernier pour le traitement de ma femme, affectée d'hémorrhoïdes depuis vingt ans.

Si j'ai tardé quelque temps à vous faire parvenir cette petite somme, c'est que je voulais auparavant acquérir la preuve formelle de la guérison complète de ma femme malade depuis si longtemps et avoir en même temps le plaisir de vous l'annoncer. De plus, je vous autorise à publier ma lettre pour le bien de ceux qui souffrent.

Veuillez agréer, Monsieur, avec mes remerciements, mes bien sincères salutations.

Marius BONTOUX,
charcutier, 9, rue du Pont-Neuf, à Orange.

N° 101

Dyssenterie, Ballonnement du ventre

Wattrelos, le 23 Mars 1901.

Monsieur,

Je soussigné, Achille Holmart, né et domicilié à Wattrelos, affirme ce qui suit :

Je reconnais avoir été guéri en trois mois de traitement d'une inflammation d'intestins par l'usage du Spécifique Intestinal du Sphinx pris en lavements journaliers.

Depuis quatre ans, je souffrais d'une diarrhée qu'aucun médicament et qu'aucun praticien n'arrivaient à arrêter. Par moment j'étais assoupi, par d'autres agité et pris de vertiges; j'avais les pieds couverts de grosses vésicules ou cloches; tantôt j'avais des maux de tête insupportables, tantôt des maux de reins qui m'interdisaient tout mouvement; j'avais le ventre d'une extrême sensibilité, gros et ballonné, il était dur et tendu comme une peau de tambour; de fortes coliques du côté gauche précédaient l'émission de vents pour être suivies

de rapports, de nausées, de borborygmes et d'odeurs que déga-
geaient l'estomac; enfin, par surcroît, j'éprouvais de fréquents
battements de cœur.

Les bains chauds, l'hydrothérapie, les douches, les forti-
fiants, les toniques, les évacuants employés tour à tour, rien
n'y faisait, et j'étais sur le point de quitter le travail lorsque
j'entendis parler de ce fameux remède de Roubaix, auquel
j'avais peine à croire cependant, parce qu'il m'avait semblé
que j'avais épuisé toute la série des remèdes. Cependant, devant l'insistance de ma femme, je me décidais à l'employer.
Déjà j'avais pris six lavements sans obtenir le moindre effet,
sans éprouver la moindre douleur due à ceux-ci. Néanmoins,
je continuai et pris le septième à l'issue d'un bain chaud.
Ah! celui-ci me donna de terribles coliques et un selle extra-
ordinairement abondante, mais composée uniquement de
glaires, de peaux, de lanières gélatineuses, jaune-vert longues
et épaisses que je voyais pour la première fois. A partir de
ce moment, tous les lavements que je pris furent douloureux
et suivis des mêmes évacuations. Celles-ci étaient encore plus
abondantes à la suite de légères purges prises chaque semaine.
Mais en même temps que j'évacuais ces produits insolites,
mon ventre diminuait et les symptômes suivaient la même
voie. Enfin, tout s'arrêta. Je continuai encore quelque temps
et plus rien n'apparaissait dans les selles ; la douleur et tous
les symptômes quelconques disparurent.

J'ai laissé passer quelques mois afin de m'assurer que ma
guérison était bien réelle. C'en est fait, je suis bien et radicalement guéri. En foi de quoi je vous délivre ce certificat
que je vous engage à publier.

Je vous remercie et crois que la meilleure reconnaissance
que je vous puisse porter est de propager cet excellent remède, ce dont je ne me fais pas faute.

Agréez, Monsieur, mes salutations les plus sincères.

Achille HOLMART,
rue Neuve, à Wattrelos.

N° 102

Constipation opiniâtre

Roubaix, le 30 Juillet 1901.

Monsieur,

Voilà dix ans que je suis pris de constipation opiniâtre, ne
pouvant aller à la selle que lorsque je prenais du sel Anglais.

Cette situation a persité jusqu'au moment où je me suis fait opérer de ma hernie. Cette constipation a fini par endolorir tellement le côté gauche que je pensais y avoir une seconde hernie.

L'opérateur m'a rassuré sur ce point.

L'opération ayant bien réussi, je pensais que cette constipation allait disparaître, mais depuis ces trois mois, elle n'a fait que s'aggraver et se compliquer de pertes de sang infect jusqu'à dix fois par jour.

Inquiet, je consultais un docteur qui constata un obstruction à la partie inférieure du rectum, obstruction inopérable. Pressé de questions par les instances de ma femme il lui dit : « Il n'y a qu'un moyen selon moi de prolonger l'existence de votre mari, c'est de pratiquer un anus artificiel au bas des reins ou sur le côté. » Plutôt mourir que de me résigner à cette triste situation.

C'est alors qu'une voisine touchée de mon désespoir m'a conseillé de faire usage du Spécifique Intestinal et de l'Elixir Stomachique. Aussitôt j'en fis l'essai ; la première boîte produisit peu d'effet ou plutôt il était peu apparent parce que les matières amassées à l'extrémité étaient si dures qu'aucune sonde ni canule ne pouvait y pénétrer. Cependant, à force de persévérance j'arrivai à désagréger peu à peu ce bouchon. La deuxième boîte me dégagea abondamment l'intestin des substances accumulées depuis trois mois d'une manière prodigieuse.

Maintenant, ma constipation est passée, l'intestin fonctionne régulièrement, plus d'odeur infecte, plus de sang. Je pourrai me considérer comme entièrement guéri ; mais je continue mon traitement pour dégager complètement le gros intestin de tout ce qui lui est étranger et je le ferai jusqu'à l'absence de douleurs et de peaux ou fausses membranes m'indiquant que le curage est complet.

Mais j'ai hâte de vous faire l'éloge de ce remède et de vous engager à publier mon attestation pour concourir à la propagation du Spécifique Intestinal qui m'a sauvé de la mort.

En foi de quoi, j'ai délivré cette lettre, moi,

César CARPENTIER,
Tisserand, rue d'Oran, 45.

N° 103

Constipation opiniâtre

Thun (Nord), le 12 Avril 1902.

Monsieur,

Je suis heureuse de vous annoncer que depuis que je suis le traitement de la Méthode Roubaisienne, ma santé s'améliore de jour en jour et j'espère que bientôt je serai entièrement guérie. Voici quelques mots sur l'origine de ma maladie: Il y a huit ans, j'ai commencé à avoir quelques maux d'estomac, des difficultés de digérer et de la constipation. Je n'y prêtais pas grande attention car ma santé robuste n'avait jamais eu jusqu'alors la plus petite atteinte. Mais ces malaises augmentant d'une façon persistante, je consultais un médecin qui ne me donna pas grande avance, puis un deuxième, un troisième, etc. Enfin, toutes mes ressources pendant huit ans furent consacrées à me soigner. Je vomissais tout ce que je prenais, ma constipation devenait de plus en plus opiniâtre; après les purgations j'étais quelquefois huit jours tranquille, mes forces diminuaient à tel point que je dus quitter le travail. Le docteur craignant un ulcère dans l'estomac, me conseilla d'aller me faire soigner à l'hôpital Dubois.

Après une quinzaine de séjour, le médecin-chef me dit qu'il n'y avait point d'opération possible et me conseilla le séjour au grand air, ce que je fis. C'est là que j'ai appris les bons effets du Spécifique Intestinal et de l'Elixir Stomachique du Sphinx. Depuis que j'en fais usage c'est-à-dire depuis sept mois, les symptômes ont disparu et je puis me considérer comme guérie.

Je vous autorise à publier cette lettre.

Femme MENU.

N° 104

Constipation opiniâtre

Hodimont, le 5 Mars 1903.

Monsieur,

C'est avec le plus vif plaisir que je me permets de vous écrire ces quelques mots de remerciements.

Nous avons suivi le traitement de la Méthode Roubaisienne pour mon fils et j'ai trouvé qu'il a été pour lui son sauveur. Il a suffi à l'enfant de prendre trois bouteilles d'Elixir Stomachique et une boite de Spécifique Intestinal pour se guérir. Depuis, l'enfant a bon appétit, dort toutes ses nuits tranquillement et va très régulièrement à la selle une fois par jour. C'est pourquoi je vous remercie de tout cœur ainsi que toute ma famille. Vous pouvez disposer de la lettre que je vous envoie pour la publier si bon vous semble.

Entre temps, je vous prie, Monsieur, d'agréer toute ma reconnaissance.

DD. Deuche, à Hodimont, (Verviers).
34, Rue des Foschalles.

Nº 105.

Entérite pseudo-membraneuse

Tullins, le 29 Novembre 1903.

Monsieur,

Depuis environ une douzaine d'années je souffrais d'une maladie d'intestins qui en était arrivée, au commencement de 1901, à un tel point que j'avais continuellement le ventre gros, gonflé et qu'il me faisait mal sans cesse. J'appris par une amie l'existence de vos produits et je commençai à en faire usage au mois de juin 1901, étant à Vienne, boulevard de la Pyramide.

Sur vos conseils j'ai pris le Spécifique Intestinal (lavements), traitement de l'entérite pseudo-membraneuse, maladie que j'avais et qui m'avait occasionné, par l'obstruction de l'intestin, plusieurs crises hépatiques avec vomissement de bile. J'ai fait le traitement pendant six mois sans manquer un seul jour. Vous dire les quantités de peaux que j'ai évacuées serait incroyable; j'estime la moyenne journalière au contenu d'une bonne tasse à thé.

Le traitement m'a produit de l'effet dès les premiers jours, je n'avais pas encore épuisé le premier litre que je commençais à évacuer des peaux ; par exemple pendant la période que je cite plus haut les lavements m'éprouvaient beaucoup mais je dois dire pour rassurer les malades que cela ne durait que pendant que je gardais le spécifique, pendant que je le rendais et environ un quart d'heure à vingt minutes après l'avoir rendu. Tout le reste de la journée je me sentais bien. J'attribue ces souffrances aiguës à l'état chronique de mon entérite.

Vous pouvez vous faire une idée de ma joie lorsque je vis au bout de si peu de temps des résultats aussi complets; j'en étais tellement surpris que je n'aurais pu le croire si tout autre me l'eût dit.

A partir des six premiers mois, j'ai cessé par intermittence deux mois de traitement et trois semaines à un mois de repos pour arriver aujourd'hui à être complètement guéri de mon entérite, ce dont je suis très heureux, non seulement pour moi, mais pour les encouragements que cela peut procurer à ceux de mes semblables qui souffrent.

A vous signaler que depuis que j'ai commencé votre traitement je ne fus pris que de deux crises, la première un mois après et la seconde un an après, cette seconde bien moins forte Il y a dix-sept mois que je n'en ai pas été pris. Je ne pense pas en être repris, puisque les intestins sont débarrassés et que la bile peut circuler normalement.

Je regrette de trouver tant de personnes incrédules au sujet de vos produits, sans quoi il y aurait beaucoup moins de souffrances, plus d'attestations et par conséquent plus de confiance dans leur efficacité.

Sachant ce qu'il en est de souffrir je serais trop heureux si mon attestation pouvait engager les personnes souffrantes à suivre votre traitement et leur inspirer confiance dans les bons résultats qu'elles peuvent sûrement en obtenir.

En vous donnant cette attestation de guérison, que je certifie sincère, je n'ai d'autre but que d'aider à recouvrer la santé à ceux qui l'ont perdue pour les mêmes raisons que moi.

Je suis prêt à donner verbalement où par écrit tous les détails et renseignements qu'on voudra bien me demander je le ferai toujours avec beaucoup de plaisir.

Je vous autorise à publier ma lettre et à faire de mon nom l'usage que vous jugerez bon.

Veuillez agréer...

GUILLAUD.

Précédemment boulevard de la Pyramide, Vienne (Isère)

Actuellement rue Victor-Hugo, Tullins (Isère)

Nº 100

Hydropisie, Albuminurie

Tourcoing, le 11 Septembre 1900.

Monsieur,

Par reconnaissance et aussi par humanité, je dois vous faire connaitre le résultat surprenant que j'ai obtenu par votre traitement.

Mon petit garçon âgé de 6 ans, devint tout-à-coup souffrant ; il était fiévreux et ne savait où il était bien; il n'avait plus d'appétit et dormait très mal. Le docteur que je faisais appeler presque chaque jour, tant j'étais inquiète, ne trouvait pas la cause de cet état et me rassurait toujours, mais le lendemain c'était encore la même chose. Enfin, un jour l'idée me vint de faire analyser ses urines qui justement contenaient de l'albumine. L'enfant fut donc soigné en conséquense. Au bout de trois jours le ventre étant ballonné, le docteur appelé en toute hâte n'en témoigna pas d'ennui Sur son assurance que ce ballonnement était causé par l'albumine et que ce ne serait rien, je continuai mes soins sans trop m'alarmer.

Le surlendemain l'état de l'enfant était aggravé, son ventre était gonflé d'une façon si épouvantable qu'il ne pouvait plus s'asseoir, de plus il avait des sueurs profuses et il ne voulait plus voir que moi. Le docteur demandé le matin n'arriva que dans l'après-dîner. Mais quand il eut examiné sérieusement le petit, il ne put dissimuler son inquiétude et finit par demander une consultation. Jugez de mon chagrin !

Le résultat de la consultation fut la condamnation de l'enfant.

Les docteurs consultants ne le dirent pas carrément, mais le laissèrent entendre à mon mari. Car une seconde analyse de ses urines ayant été faite, celles-ci contenaient du pus provenant de la maladie des rognons ou maladie de Bright. De plus une péritonite causée par l'inflammation des reins était venue encore aggraver l'état déjà si malheureux de notre petit.

Une de mes amies qui s'était servi avec succès de vos remèdes, m'offrit ses bons offices pour vous parler de l'enfant, persuadée était-elle que tout espoir n'était pas perdu, nous avons accepté cette consolation avec reconnaissance sans cependant oser croire qu'il y avait encore à espérer.

Elle revint le soir avec des paroles consolantes et toute joyeuse, renseignée sur les soins à donner et convaincue que l'enfant guérirait.

Le traitement consistait à donner au malade un lavement chaque jour préparé avec le Spécifique Intestinal puis, deux petites cuillerées d'Elixir du Sphinx, l'une le matin, l'autre l'après-midi.

Le soir même, je commençai le traitement. Le lavement me parut faire peu d'effet d'abord, mais aussitôt après, ce pauvre petit qui ne dormait plus depuis longtemps, s'endormit jusqu'à minuit. Peu à peu le calme renaissait et la fièvre disparaissait rapidement.

Ce traitement n'était pas suivi depuis plus de quatre jours que l'enfant commençait à retrouver sa gaieté ; et, bien que constamment couché à cause de son énorme ventre, il causait et il s'intéressait à tout ce qui se passait autour de lui, puis il s'endormait de temps en temps dans la journée, n'ayant plus ni fièvre ni énervement. Il y avait pourtant une chose qui m'ennuyait toujours, c'était de ne pas voir diminuer le ventre, cependant les lavements répétés l'avaient bien soulagé : il avait laissé dans ses selles des morceaux aussi durs que des cailloux et une quantité de peaux. Mais quand j'appris que la Pommade Résolutive était recommandée dans la péritonite, j'en fis aussitôt deux applications par jour tout en continuant le Spécifique et l'Elixir. A la sixième onction le ventre commençait à céder. Le traitement était au complet. Je l'ai ainsi suivi à la lettre et avec persévérance pendant deux mois et demi. Au bout de ce temps notre petit était tout à fait guéri.

J'ai fait analyser ses urines pour me rassurer complètement et j'ai appris avec plaisir qu'elles ne contiennent plus rien d'anormal.

Depuis, cet enfant est très bien portant, il a une mine superbe, et jamais on ne pourrait supposer qu'il n'y a que peu de temps encore il était si près de la tombe. Je ne saurais jamais vous porter trop de reconnaissance. Car je sais parfaitement, j'en ai la conviction intime que si je n'eusse connu et employé vos produits, je n'aurais plus mon petit garçon.

Si vous trouvez de pauvres parents désolés et au désespoir, n'hésitez pas à me les adresser ; je les consolerai en leur rapportant la maladie de mon enfant et leur indiquerai le moyen que j'ai employé pour le guérir. Et je rendrai ainsi courage à de pauvres parents qui se trouvent dans la pénible situation où je me suis trouvée autrefois.

Veuillez croire, Monsieur, à toute ma reconnaissance.

Madame L...

N° 107

Tuberculose instestinale

Roubaix, le 30 Novembre 1899.

Monsieur,

J'ai le plaisir de dire que ma fille, âgée de quinze ans, atteinte de tuberculose intestinale, condamnée par les docteurs appelés en consultation, a été guérie par l'usage des lavements avec le Spécifique Intestinal dans l'espace de quinze jours.

Recevez, Monsieur, je vous prie, avec mes remerciements, mes salutations sincères.

E. HONOREZ-BONTE,
Boulevard Gambetta, 61.

P.-S. — Je vous autorise à faire de cette lettre l'usage que vous jugerez.
H.-B.

N° 108

Polypes du nez

Roubaix, le 20 Mai 1900.

Monsieur,

Je suis heureux de vous annoncer la complète guérison de mes polypes du nez, par l'usage de votre *Topique Phagédénique du Sphinx*.

Enchanté de ce résultat si rapide et si inattendu, je ne puis résister au désir de vous témoigner toute mon admiration envers ce précieux remède qui n'a point son pareil. En effet, depuis dix ans que je suis en traitement, j'ai épuisé tous les médicaments sans succès, et les Spécialistes de Lille, de Dunkerque, de Paris, ont été impuissants sur mon cas qui continuait à s'aggraver. Déjà la gangrène commençait à s'y produire et une odeur infecte s'en dégageait, me forçant d'abandonner ma profession de cuisinier, lorsqu'un ami m'apprit que vous vendiez un remède efficace contre les polypes du nez, mais sans aucun apparat de réclame ni de publicité quelconque. Aussitôt, je courus le chercher et en fis usage. Bien m'en prit, car trois jours suffirent à m'enlever toute odeur, et aujourd'hui après quelques semaines de traitement, je suis complètement dégagé de mes maudits polypes ; je sens, je respire, je suis alerte et je viens d'en émettre les dernières racines que je conserve dans l'esprit-de-vin, comme pièce à conviction à montrer aux plus incrédules, preuve irrécusable de l'excellence de votre remède.

Faites de ma lettre l'usage que vous jugerez. Je vous engage même à la publier par esprit d'humanité. C'est un service à rendre à ceux qui souffrent d'un si triste mal.

René SOUGUE,
Café Américain, 13, rue de la Gare, à Roubaix.

No 100

Polypes du nez, Névralgies, Surdité

Wasquehal, le 25 Mai 1903.

Monsieur,

Depuis huit ans j'étais affecté de surdité et de névralgie. Parfois, à la suite des vents du Nord je sentais des mouvements se produire dans ma tête et l'ouïe revenait partiellement pour disparaître bientôt après.

J'ai consulté vainement pendant ces longues années, et tous les médecins s'accordaient à reconnaître dans mon cas une névralgie rebelle à tout traitement. En effet, tous les remèdes prescrits ne me produisaient aucun résultat appréciable.

Lorsque j'entendis parler par des parents habitant Tourcoing qu'on vendait à Roubaix un remède appelé « Topique Phagédénique du Sphinx » susceptible de guérir la surdité. Aussitôt je m'en procurais et je commençais le traitement qui est des plus simples : injecter sa solution dans les oreilles et l'insuffler dans les narines et dans la gorge.

Je commençais à peine le traitement lorsqu'à ma grande surprise un mal nouveau semblait m'accabler : des eaux abondantes s'écoulaient constamment du nez, des yeux et des oreilles, jusqu'à entraver mon travail. « Est-ce là le résultat attendu ? me disait-on » Ce premier résultat si étrange soit-il me donna cependant espoir parce que depuis huit ans tous les remèdes que j'avais employés n'avaient rien, absolument rien produit, ni en bien, ni en mal. Ce mal, me disais-je est peut-être un bien, l'avant-coureur d'un changement, d'une modification qui prépare la guérison.

En effet, après huit jours d'inondation, je vis sortir des oreilles et du nez quantité de matières blanchâtres et filandreuses en même temps que je commençais à entendre un peu. Je redoublais de zèle. Enfin, un beau jour, sûrement que c'était un beau jour, au milieu de mon travail je sentis quelque chose se détacher de ma tête, qui, après, semblait monter et descendre en suivant les mouvements de la respiration et que finalement je rejetais par le nez sous forme de petits bâtons de craie blanche ; et aussitôt après, ô miracle, j'entendis distinctement et ma névralgie opiniâtre disparut pour toujours.

De cela il y a deux ans; je suis bien guéri de ma névralgie et de ma surdité et je suis heureux de vous communiquer ce résultat admirable.

Je vous autorise et vous prie même de le publier par tous les moyens que vous jugerez pour le bien des malheureux malades qui pourraient se trouver dans le même cas que moi. Je n'ai pas à rechercher si mon mal était dû à une simple névralgie ou si celle-ci était la conséquence d'excroissances de végétations ou de polypes du nez. Je ne connais qu'une chose, c'est que je suis parfaitement guéri par l'usage de votre Topique Phagédénique du Sphinx d'un mal que je portais depuis huit ans.

Je vous prie d'agréer, avec toute ma reconnaissance, mes salutations respectueuses.

Jules Douen,
Rue de Mézières, à Wasquehal.

N° 110

Surdité, Polypes des oreilles

Roubaix, le 1er Décembre 1899.

Monsieur,

J'ai le plaisir de vous annoncer la guérison complète de mon fils, guérison due au Topique Phagédénique pris en insufflations et en injections dans l'oreille.

Depuis longtemps mon fils était affecté de surdité due à la présence de polypes dans l'oreille.

Les spécialistes de Paris, de Bruxelles, de Londres et de Berlin, que je consultais sur ce cas successivement, n'arrivaient à aucun résultat, et je voyais le jour prochain où mon fils allait perdre l'ouïe.

J'étais désespéré, lorsque j'appris les cures merveilleuses opérées par les produits du Sphinx et je voulus en essayer. J'en ai eu pleine satisfaction car le polype et toutes ses racines ont radicalement disparu et mon fils est rendu à l'audition.

Faites de cette lettre l'usage médical que vous jugerez au soulagement des malades.

Je vous présente, etc..

Félix D...

N° III

Sycosis ou Mentagre, vulgairement Rupe

Roubaix, le 1er Mars 1899.

Monsieur,

Je manquerais à mon devoir, si je ne vous signalais l'heureux résultat de mon traitement.

Grâce à vos bons conseils et à l'efficacité de vos remèdes, il ne m'a fallu que trois semaines pour me guérir radicalement d'une affection cutanée ; alors que depuis plus de trois ans ! j'étais vainement entre les mains des adeptes de la science médicale.

La médecine officielle qui, malgré sa bonne volonté, n'était arrivée qu'à donner un résultat palliatif après trois ans d'un traitement des plus douloureux et j'ajouterai avec juste raison insupportable, la médecine officielle, dis-je, cette science conjecturale n'admettra jamais qu'avec le simple emploi de votre poudre éminemment merveilleuse, je sois parvenu et en un laps de temps si court à atteindre l'ennemi dans ses camps les plus retranchés et d'être victorieusement arrivé à sa poursuite au sein des organes et sans douleur aucune.

Mais ce qui est regrettable à dire, c'est qu'en notre siècle de science et d'idées généreuses il a fallu pour me débarrasser complètement de ce mal pustuleux et cruel, que je fisse la rencontre inopinée d'une personne également guérie par votre remède, laquelle souffrait d'un chancre rongeur à la lèvre inférieure.

C'est précisément cette guérison miraculeuse, opérée en quelques semaines, qui me décida à essayer à mon tour ce traitement qui vient de remporter une nouvelle victoire.

Je crois inutile, Monsieur, de continuer. Qu'il me soit seulement permis de vous dire que ma plume ne peut décrire toute la reconnaissance que j'éprouve à votre égard, ni exprimer les remerciements que je dois à votre admirable découverte qui a permis d'obtenir en si peu de temps ma guérison d'une affection chronique, parasitaire, reconnue de tous les médecins comme des plus opiniâtres.

Ne s'agissait-il pas ici d'un de ces cas devant la guérison desquels recule encore la thérapeutique moderne, une mentagre ?

Fasse le ciel que chacun puisse profiter de cette belle découverte.

Quant à moi, s'il m'arrive de rencontrer sur le chemin de l'existence un malheureux malade à soulager ou à guérir, un affligé à consoler, une bonne action à accomplir, je m'en ferai un devoir d'humanité de même que celui qui m'a indiqué votre remède et vous-même qui l'avez trouvé, vous avez travaillé au bien de vos semblables ; car les nobles exemples sont aussi contagieux que les autres et ne laissent après eux qu'un long parfum.

Veuillez agréer, Monsieur, avec tous mes remerciements, mes salutations sincères.

Henri C...

N° 112 — Eczéma généralisé

St J., le 17 Septembre 1903.

Monsieur,

Je vous prie de publier ce qui suit :

Après une chute ayant occasionné une forte contusion à l'os de la jambe, une inflammation violente se produisit, suivie d'un eczéma qui envahit successivement le pied, la jambe entière, le genou, toute la cuisse, l'aine et une partie de l'abdomen. En outre, il y eut un épanchement de synovie éruption purulente générale sur le membre blessé, partielle sur le reste du corps et les bras, et glandes très douloureuses au pli de l'aine.

Une suppuration abondante s'écoula par les boutons, mais les glandes et l'enflure du genou disparurent sans qu'il fut nécessaire de pratiquer d'incisions.

La guérison complète fut obtenue par le pansement suivant renouvelé au moins deux fois par jour selon les indications de la Méthode Roubaisienne : nettoyage complet des parties malades au moyen de lavages à l'eau de savon aseptique puis à grande eau ; ensuite, applications pendant quelquques minutes de compresses chaudes de la solution de topique : 1 cuillerée à café pour 1/4 de litre d'eau bouillante ; après avoir essuyé avec un linge très fin, onctions avec la Pommade Résolutive et finalement on saupoudrait les parties malades avec le Topique Phagédénique.

Je crois que le nettoyage de la plaie et les applications de compresses de la solution de topique sont les parties essentielles du traitement comme j'ai pu le constater dernièrement encore dans le pansement d'un abcès très profond qui fut guéri ainsi très rapidement.

A. M.

Je suis heureux de vous dire le nouveau succès dû à l'emploi de la solution de topique dans le cas d'une autre blessure à la jambe guérie rapidement par sa seule application régulière.

A. M.

N° 113

Plaie ulcéreuse

Roubaix, le 29 Mai 1896.

Monsieur,

Je suis heureux de vous annoncer que la plaie ulcéreuse que je portais à la jambe depuis 25 ans, est complètement guérie par l'usage de l'*Onguent Détersif du Sphinx*.

Cette cure a été obtenue en 33 jours.

J'avais jusqu'ici vainement consulté beaucoup de médecins et essayé tous les remèdes à ma portée.

François CNOCKART,
rue de l'Epeule, 22.

N° 114

Plaie variqueuse

Monsieur,

Un jeune homme de ma famille, âgé de 18 ans, avait une plaie à chaque jambe (tibia) depuis 6 mois. Ces plaies avaient une profondeur de plus d'un demi-centimètre et suppuraient journellement. Connaissant la vertu de vos produits puisque j'en avais obtenu moi-même un bon résultat, j'essayai de soigner ces plaies avec le Topique Phagédénique et l'Onguent Détersif, je lui faisais deux pansements par jour. Les premiers l'ont fait beaucoup souffrir et les plaies sont devenues *laides* ; malgré cela je ne me suis pas effrayé, au contraire, j'ai pensé que c'était le commencement de la guérison comme le dit votre prospectus. J'ai continué, et au bout de cinq semaines les deux plaies étaient cicatrisées. Par prudence, j'ai continué un lavage pendant 8 jours avec la solution Tonique Phagédénique. Voilà 4 mois et ses jambes sont parfaitement saines aujourd'hui.

Recevez, etc...

GUILLAUD.
23, Montée Saint-Marcel.
précédemment, boulevard de la Pyramide.
Vienne (Isère).

Nº 115

Ulcère variqueux

Lille, le 16 Novembre 1903.

Monsieur,

Je suis heureux de vous annoncer la guérison presqu'entière de ma mère, qui, depuis vingt ans, souffrait d'un ulcère variqueux à la jambe.

En vain avait-elle consulté plusieurs docteurs qui n'ont pu lui procurer qu'un peu de soulagement sans guérison. Elle en était là lorsqu'elle apprit les cures merveilleuses qu'opéraient votre Onguent et votre Topique.

Sans hésitation, elle en fit aussitôt usage et après un traitement de huit semaines la voilà presque guérie.

Je ne saurais trop vous exprimer sa reconnaissance pour cette magnifique invention, et je voudrais que toutes les personnes atteintes du même mal qu'elle, puissent après avoir éprouvé votre mérite le proclamer hautement. Quant à elle, elle ne se fait pas faute de recommander votre remède à toutes ses connaissances avec force éloges.

Pour cette guérison elle n'a employé que 4 pots d'onguent et 2 boîtes de topique.

Veuillez agréer, Monsieur, l'expression de sa profonde gratitude et de toute sa reconnaissance.

Mlle DELRUE,
42, rue Boucher-de-Perthes.
à Lille.

N· 116

Plaie variqueuse

Roubaix, le 30 Juin 1902.

Monsieur,

Je suis heureux de vous apporter un témoignage de l'efficacité de votre méthode.

Vers l'âge de 30 ans, un point noir apparaissait à ma jambe, point qui s'envenima bientôt jusqu'à devenir une plaie variqueuse. Six années de traitement entrepris par différents docteurs ne purent amener aucune amélioration, au contraire, je voyais le mal empirer. J'étais au désespoir lorsqu'une personne habitant Roubaix, à laquelle je parlais de mon mal, me conseilla d'employer votre Onguent en m'assurant que je guérirais par son usage. Après quelques hésitations je suivis son conseil, ce dont je suis bien heureux puisque me voilà entièrement guéri.

Je vous autorise à publier cette attestation par tous les moyens que vous jugerez et de mon côté, verbalement je le fais chaque fois que l'occasion se présente. Un bon remède est une chose précieuse.

Louis HESSE,
rubanier à Comines
(Hameau de Gaie Perche).

N· 117

Phlegmon et Pertes blanches

Parc-Saint-Maur, le 3 Février 1900.

Monsieur,

J'ai le plaisir de vous signaler le résultat merveilleux produit en quelques heures par l'emploi de votre Onguent Détersif sur une personne présente chez moi en ce moment et atteinte par suite d'une chute d'échelle d'un phlegmon à la joue.

Cette personne en souffrait depuis plusieurs mois malgré des applications pharmaceutiques ordonnées par son médecin. J'ai essayé de votre Onguent, et comme je vous le disais tout à l'heure en trois ou quatre heures le mal a mûri et a pu s'écouler.

Quant à moi, Monsieur, je ne puis trop vous remercier

car en quinze jours j'ai été complètement guérie par la Poudre du Sphinx, d'une métrite ou pertes blanches que le médecin disait devoir être soignée pendant trois mois.

Je vais, je marche, je cours sans ressentir aucune douleur. Je me fatigue même beaucoup en ce moment et je n'éprouve pas le plus léger malaise.

Avec tous mes remerciements, veuillez, etc...

Madame L....

N° 118

Plaie gangréneuse

Roubaix, le 9 Août 1899.

Monsieur,

Je reconnais volontiers que la Pommade Résolutive du Sphinx m'a guéri radicalement d'une plaie gangréneuse à la jambe sur laquelle la Médecine ordinaire s'était épuisée.

Quinze jours de traitement y ont suffi.

Hector Pe...

N° 119

Sciatique

Roubaix, le 17 Septembre 1901.

Monsieur,

Depuis deux mois je souffrais d'une sciatique sans que les remèdes conseillés par le médecin m'aient apporté aucun soulagement et de plus, on me faisait voir que je pouvais encore souffrir de longs mois. Ayant entendu parler de votre Pommade contre les rhumatismes, je résolus de l'essayer, et je me fais un plaisir et un devoir de déclarer qu'après l'avoir employée pendant quinze jours, je me suis trouvée guérie.

J'ai conseillé l'emploi de cette Pommade à une amie qui, comme moi, souffrait depuis longtemps ; elle s'est guérie rapidement aussi.

Madame N. D.

N° 120

Catarrhe auriculaire

Paris, le 7 Mars 1900.

Monsieur,

Parmi les différentes cures obtenues avec vos produits, je dois vous signaler celle relative à un petit chien caniche affecté d'un catarrhe auriculaire depuis au moins six ans. Dans cette longue période, j'ai vainement épuisé tous les moyens thérapeutiques en usage, lorsque j'eus l'idée d'employer de l'avis de M. I.... vétérinaire, votre Topique qui l'arrêta complètement en moins de trois mois.

Veuillez, etc.

J. L.

N° 121

Ankylose

Mouvaux, le 4 Mars 1896.

Monsieur,

J'ai le plaisir de vous apprendre que mon bras, malade depuis 15 ans, est guéri par l'usage de la Pommade Résolutive du Sphinx.

J'avais l'âge de 7 ans, quand il fut écrasé par une roue de voiture. Mal remis par le docteur A., soigné ensuite pendant un an par le docteur B., placé trois mois dans un appareil par le docteur C., six mois de traitement du docteur D., puis un cinquième et un sixième n'eurent pas plus de succès. Tous étaient d'avis d'en faire l'amputation.

Dans ma désolation, je ne savais à qui recourir, lorsque j'appris les effets merveilleux de votre Pommade Résolutive. Vite je l'employai. Je vis aussitôt une amélioration se manifester, amélioration qui continua jusqu'à ce jour où ma guérison est assurée. Je suis loin de médire de ceux qui m'ont soigné ; ils se sont employés avec dévouement et je les remercie, mais je dois aussi à la vérité de dire tout ce qu'il en est.

Henri VIBERT Fils, rue de Lille, à Mouvaux.

NOTA. — Plus rien maintenant ne pourrait indiquer que ce jeune homme ait jamais été malade.

N° 122

Dilatation d'estomac

Vincennes, le 21 Octobre 1901.

Monsieur,

A la suite de votre dernière lettre, j'ai pris 8 à 10 bouteilles d'Elixir Stomachique. La dilatation d'estomac va mieux ; à l'auscultation, l'estomac qui descendait de 2 ou 3 centimètres au-dessous de l'ombilic est à 2 centimètres au-dessus. Donc la dilatation est considérablement réduite.

Quoique j'eusse préféré pouvoir attendre la guérison absolue de la dilatation d'estomac, car on entend encore les glouglous ordinaires à cette maladie. Mais je vous l'ai dit plus haut, l'estomac s'est remis à place dans une certaine proportion, ceci est incontestable. Je vous autorise à publier ma lettre dans votre catalogue seulement. C'est-à-dire que je ne veux pas voir figurer mon nom dans les journaux, cette restriction est presque inutile puisque vous ne faites pas de publicité dans les journaux et que vous tenez avec une conviction et une honorabilité louables à ce que ce soient les malades eux-mêmes qui après guérison recommandent vos produits.

Recevez, etc.

Marx LEWY, 13, rue de l'Hôtel-de-Ville.

N° 123

Pissement de sang, Hématurie

Tournai, le 15 Mars 1903.

Monsieur,

Je soussigné, Julien Bodart, chaussée de Lille, 1, à Tournai, (Belgique). Certifie que mon fils âgé de sept ans, atteint de la maladie des rognons, de pissement de sang et de décomposition du sang, après avoir été vainement traité par divers médecins et même abandonné, a éprouvé une telle amélioration après cinq jours d'usage d'Elixir Stomachique et du Spécifique Intestinal, que le sang avait totalement disparu de ses urines.

Deux mois après, il était complètement rétabli et chacun peut venir constater le fait chez moi.

Je ne saurais trop vous remercier et vous prie, etc.

J. BODART.

N° 124.

Mal du Garot

Roubaix, le 30 Avril 1900.

Monsieur,

J'ai le plaisir de vous apprendre qu'il a suffit de quinze jours à peine de traitement aux Topique et Onguent du Sphinx pour guérir radicalement et sans récidive mon cheval atteint depuis neuf mois d'une fontaine suppurante consécutive à un abcès au garot.

Fatigué de l'emploi du séton et de divers onguents et emplâtres qui m'étaient recommandés et ne produisaient aucun effet, je voyais le moment où j'allais perdre mon cheval, lorsque mon ami Clément me conseilla l'usage de vos produits. Je m'empressai de suivre ce bon conseil et je m'en félicite, car j'en ai obtenu un succès inespéré ; je voyais de jour en jour la guérison s'opérer, et je vous l'avoue franchement, que si je n'eusse fait moi-même les pansements journaliers, je ne pourrais le croire, tant cette guérison me paraît extraordinaire.

Vous pouvez publier le fait et engager les incrédules à venir chez moi voir la preuve de ce que j'avance.

Veuillez, etc.

François MANSART, marchand de lait battu et de charbon, Rue de Lannoy, 223.

N° 125.

Coupures, blessures, etc.

Roubaix, le 22 Décembre 1900.

Monsieur,

C'est avec plaisir que j'ai constaté plusieurs fois que l'application de votre Vulnéraire sur les coupures et blessures les cautérisait sur le champ et supprimait toute autre médication et tous soins ultérieurs. L'idée de vos petits étuis Vade-Mecum est excellente.

J'en recommanderai l'usage chaque fois que j'en aurai l'occasion.

Recevez, Monsieur, mes sincères salutations.

Jules D'H...

Industriel à Roubaix.

N° 126

Lupus

Lestrem, le 3 janvier 1904.

Monsieur,

Je suis heureux de vous apprendre que depuis sept mois que je suis la Méthode Roubaisienne, je me trouve de mieux en mieux. Je vous en dois toute ma reconnaissance.

J'ai été piqué par un coup de bec de poule il y a de cela quinze ans. Un bouton s'est présenté, puis une croûte est apparue qui tombait et revenait tous les quinze jours. A cette époque, j'ai consulté un docteur de l'endroit qui n'est jamais parvenu à me guérir ; j'ai consulté cinq docteurs différents très expérimentés, et toujours sans résultat. En dernier lieu un pharmacien répondait de me guérir, mais au contraire j'en étais arrivé aux plus grande souffrances qui m'ont amené cinq hémorrhagies abondantes. Ayant perdu un œil depuis longtemps cela me faisait souffrir beaucoup.

J'en étais enfin arrivé à désespérer de me guérir et j'en avais plus que pour peu de temps ; quand un ami ayant entendu parler des succès de la Méthode Roubaisienne, est venu me prier instamment de l'employer. Ce que je fis immédiatement, la considérant comme ma dernière planche de salut, et j'en suivis scrupuleusement toutes les instructions.

De mon mal on ne me dit jamais le nom, mais il doit être effrayant, si j'en juge par les ravages qu'il a faits, et comme un loup, lupus, il m'a dévoré une partie de la figure et, l'œil déjà perdu antérieurement à la vision.

Heureusement, grâce à votre Topique je commence à m'en rendre maître : D'abord, l'odeur nauséabonde a disparu, puis, ces douleurs insupportables et qui s'exaspéraient sous la moindre influence. Enfin cette plaie affreuse que je portais à la joue commence à se cicatriser.

Le mal est tombé, les racines se détachent graduellement C'est vous dire que je vais de mieux en mieux et que je suis convaincu de ma guérison prochaine.

Aussi j'estime qu'il est de mon devoir de vous en remercier;

et que c'est faire acte d'humanité envers ceux qui souffrent de vous prier de publier cette lettre le plus tôt possible.

Je ne veux pas attendre que je sois entièrement guéri pour vous prier de le faire; parce que je crois qu'il est très pressant d'aviser au plus tôt les malheureux qui actuellement comme moi sont dévorés vivants par des Lupus, de leur dire qu'ils ne doivent pas se désespérer, de leur apprendre qu'il y a quelque chose à faire, qu'il y a un remède héroïque et nouveau qui peut les guérir souvent et les soulager toujours.

Avec tous mes remerciements, veuillez croire à ma profonde reconnaissance.

Votre tout dévoué

Télesphore HAZE.

Cordonnier à Lestrem (Nord)

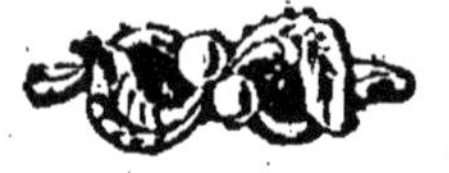

§ XIV

RÉPONSES A DIVERSES ATTAQUES

Lorsqu'un fait nouveau se produit dans un domaine quelconque, ceux qui cultivent ce domaine sont naturellement portés à s'y intéresser pour en tirer parti. A cet effet, ils commencent par l'examiner et se renseigner auprès de ceux qui le connaissent ; ils se gardent bien de condamner *à priori* la chose et ceux qui la propagent.

Tel n'est point le cas à l'égard de l'Uwa ; il fut rejeté en bloc et condamné sans discussion ainsi que son inventeur et celui qui a eu le courage de le sauver du naufrage.

N° 127.

Ignorance et Charlatanisme

Des articles injurieux ont paru dans des journaux de médecine où nous sommes pris à partie et parmi les épithètes qui nous sont personnellement décochées nous en retenons deux : charlatan et ignorant. Ces épithètes méritent qu'on s'y arrête pour faire voir leur invraisemblance, et elles nous portent trop au cœur pour ne pas risquer une modeste réponse. Mais partageant l'opinion de Pascal pour qui le *Moi* était haïssable, nous nous exprimerons le plus brièvement et le plus modestement possible.

Nous avons eu personnellement une double haine dans toute notre existence : celle du charlatanisme et de toutes ses manifestations et celle de l'ignorance. Nous avons tout fait pour éviter l'un et sortir de l'autre.

Comme on est charlatan par nature, il est bien facile de ne pas s'efforcer d'acquérir une chose qu'on déteste souverainement. Mais la présente brochure, objectera-ton ? Elle n'est point une œuvre charlatanesque, mais bien une œuvre didactique ; c'est une instruction indispensable à toute personne qui veut suivre le traitement. Les renseignements qu'elle fournit ne peuvent se rencontrer nulle part ailleurs. Elle est du reste indispensable actuellement et jusqu'au jour où nos produits auront conquis droit de cité dans la matière médicale.

Nous sommes traité de charlatan par des hommes de science. Voyons de quel côté remarque-t-on les procédés de la Méthode Scientifique ?

Est-ce du côté de ceux qui *à priori* repoussent systématiquement et avec une morgue hautaine une découverte, un fait nouveau, sans vouloir l'examiner, sans même vouloir en entendre parler ; qui appellent sur elle toutes les foudres et en attendant commencent par couvrir de ridicule son courageux protagoniste pour finir par le crucifier entre deux larrons. Ou du côté de celui qui n'a accepté la découverte que sous réserve expresse d'un examen sérieux et qui n'a fini par se prononcer en sa faveur qu'après d'innombrables témoignages d'une valeur incontestable. Le public jugera !

Nous sommes traité d'ignorant par des hommes de science. Que ceux-ci considèrent cependant que la science ne s'acquiert que par le travail aidé de l'aptitude qui seule en permet la continuité ; car si les fruits de l'arbre de la science sont doux, les racines en sont amères et on se fatigue bien vite d'une amertume continue et sans mélange de douceur. On peut donc admettre que celui qui, poussé par la passion invincible de l'étude, l'a désirée et recherchée opiniâtrement pendant un demi-siècle sans même l'interrompre un seul jour, peut bien en posséder quelque parcelle, et se croire suffisamment préparé à comprendre les termes qu'il emploie, et il peut être excusé s'il ne parle pas le langage des dieux avec toute la perfection et l'élégance de ses doctes contradicteurs. Tout au moins, celui-ci qui se respecte et respecte ses adversaires mérite plus d'égards.

En esthète, nous apprécions la beauté et la magie des mots, les rêves, les suggestions qu'ils produisent. Mais chaque chose a son temps et son lieu et nous sommes ici sur le terrain sérieux et positif où la plaisanterie n'est pas de mise : c'est la réalité que nous cherchons à saisir et à exprimer et nous pensons avoir atteint notre but.

Cependant les procédés cités plus haut ne sont point dans les habitudes du savant dont la caractéristique est d'être modeste, tolérant et curieux des choses nouvelles, lesquelles méritent examen parce qu'elles peuvent récéler un peu de vérité. « L'homme de science festoye et caresse la vérité, dit Montaigne, en quelques mains qu'il la trouve. »

Le savant ne croit pas que la science ait dit son dernier mot, que telle chose ne sera jamais découverte, que telle catégorie de citoyens ne peut rien découvrir ; car il sait que l'esprit scientifique, quelque rare qu'il soit, se rencontre néanmoins dans toutes les conditions, et il se soumet volontiers aux faits établis sur des preuves.

Il accepte toutes les idées, toutes les découvertes quelqu'étranges, quelque modestes ou quelqu'éclatantes qu'elles puissent lui paraître, mais toujours sous le bénéfice d'inventaire. S'il acclame les brillantes découvertes des rayons X et du Radium, il ne repousse pas une découverte qui éclot dans l'ombre et ne marche qu'à petits pas.

Les faits d'observation et d'expérience se manifestent partout et ne sont le domaine exclusif de personne. La modeste fleur de la vérité croît partout où le vent la sème, aussi bien hors de l'enceinte de la Grande Muraille de Chine du diplôme qu'au dedans d'icelle.

Au sage, avide de science et de vérité, de s'en emparer dès qu'elle lui apparaît.

Mais quoiqu'on puisse dire et faire la muraille s'abaissera, car aucun malade ne se résignera à mourir par conviction, par dévouement à certaines théories surannées, s'il acquiert un jour par la « *Vox populi vox dei* » la conviction qu'il peut se guérir par l'usage d'un remède héroïque quoique frappé d'ostracisme.

Nous émettons des théories réjouissantes, nous dit on. Soit. Nous en acceptons l'augure ; le rire est humain, dit Rabelais ; et, dans cette triste vallée de larmes, tout ce qui fait rire doit être bien accueilli.

Mais ces théories ne sont pas faites pour les princes

de la science. Comme nous l'avons déjà dit, elle n'ont pas la prétention d'être transcendantes mais simplement vulgarisantes. Le malade aime à connaître son mal, le remède qui le guérit et surtout comment se livre la bataille entre le mal et le remède. Cela lui plaît ; mais ce qui lui plaît infiniment plus c'est le résultat. Pour lui la réjouissance est devenue ainsi double et de la sorte tout le monde est content.

N° 128.

C'est un oiseau qui vient de France

———

Nous trouvons dans un quotidien Belge un article consacré à l'Uwa sous le titre : *C'est un oiseau qui vient de France*, et où nous sommes violemment pris à partie.

Nous pourrions répondre du même au même, et démontrer avec preuves à l'appui où est l'ignorance, où est la suffisance, mais l'apôtre d'une idée grande et généreuse dédaigne ces vulgaires et puériles satisfactions d'amour-propre ; fort de la vérité et de la beauté de sa mission, il n'y réplique qu'en esquissant un *sursum corda*.

Eh oui ! c'est un oiseau qui vient de France. Mais cet oiseau n'est ni le griffon, le phénix ou le rok ; c'est l'oiseau de *l'Espérance* ; il ramène dans les cœurs découragés, abattus et flétris, le rayon de la douce espérance qui les illumine et les réchauffe ; c'est la douce voix amie qui se penche au chevet de la patiente : *« Non ma chérie, tu ne mourras pas ; tu ne seras pas ravie à l'affection de tes pauvres enfants ; espère et agis.*

C'est un oiseau qui vient de France. Eh mon Dieu ! d'où pourrait-il bien venir cet oiseau enchanteur si ce n'est de cette belle terre de France, de cette France toujours bonne et généreuse devenue l'hôtellerie de l'univers ; qui encore toute meurtrie oublie cependant ses propres blessures pour ne songer qu'à panser celles du prochain.

Oui, cet oiseau vient de France ; il sort du sein palpitant de cette reine glorieuse et aimée de la civilisation.

Va, bel oiseau, va porter partout avec la paix le rayon de la douce espérance.

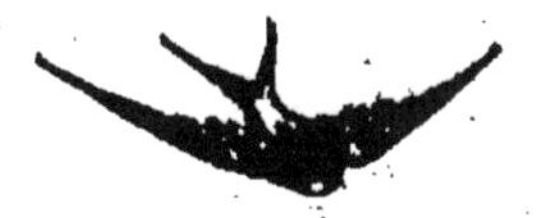

§ XV

Nº 120

CONCLUSION

Dans cet exposé des propriétés curatives de la Poudre du Sphinx et de ses dérivés, exposé original et sincère s'il en est, puisqu'il est fait par ceux même qui ont été guéris par son usage, la vérité et l'exactitude la plus rigoureuse ont été observées et les témoins pourraient à nouveau le constater. Nous en avons exclu toute exagération et tout ce qui pourrait froisser un amour-propre quelconque. C'est enfin une œuvre de vulgarisation entièrement faite de bonne foi et dans un but louable.

Nous n'avons pas la prétention de vouloir envahir tout le domaine médical, ni prétendre pouvoir guérir toutes les maladies et supprimer *ipso facto* tout ce qui existe. Non ! mais nous réclamons modestement avec preuves à l'appui pour le nouveau Remède, la place légitime qui lui revient dans la Matière Médicale et nous ne cesserons de répéter sur tous les tons : « Mais essayez-donc, essayez-donc ». Tout essai est sans danger (voir nº 38) et sera un succès.

Après avoir laissé parler tant de gens de tant de choses, l'auteur de la brochure dirait volontiers quelques mots à son sujet. Il dirait volontiers pourquoi il a patronné une chose condamnée par ses collègues et le corps médical et il poserait à son tour une question : Pourquoi cette réprobation générale d'un bon remède par les hommes du remède ?

Il lui sera pardonné s'il est bref : il dira donc, que dépourvu de préventions et de préjugés il ne repousse rien systématiquement, il pratique au contraire la maxime de Saint Paul qui conseillait d'essayer toutes choses et de prendre ce qui était bon. Or, les preuves surabondent, comme il appert par les témoignages qui précèdent ; aucun doute n'est plus permis à l'égard de l'efficacité des Produits à la marque du Sphinx. Il est donc de son droit et de son devoir de propager cette belle découverte et toute personne désintéressée et sensée l'approuvera. Il l'a fait avec toute la réserve et la décence possibles et indispensables à un pareil sujet.

Pourquoi donc cette réprobation de la part des hommes du remède ? Est-ce à cause de sa forme, de son prix, de son origine ? Est-ce la réclame assourdissante qui se fait autour d'elle ? Sont-ce les accidents, les dangers qu'elle occasionne ? Nullement ! aucun de ces griefs ne peut lui être imputé.

Mais essayez donc ! Pourquoi cet exclusivisme qui va contre son but puisqu'il ne peut que hâter son triomphe ?

Ah ! nous entendons ! L'Uwa ne vous dit rien par son nom de convention, et en esprit logique vous voudriez en connaître la composition moléculaire et le rang qu'il doit occuper dans la nomenclature chimique, afin que vous puissiez, par la déduction que vous en retireriez, l'employer en toute connaissance de cause, préciser et même prévoir son action sur l'organisme.

Très bien, mais alors restez logique jusqu'au bout en n'acceptant point d'ailleurs d'autres noms de pure convention et dites-nous, par exemple, ce que peut bien vous dire à l'esprit la formule du Trional ou le Diéthylsulfonééthylmethane, de l'antipyrine ou le Diméthylphénylpyrazolone, de l'analgène ou l'Orthoxyétyleanamonoacetylamidoquinoleine, l'Arthriticine ou le Monohydrophénoléthyldiéthylenediaminamidoacettonitrile et de tant d'autres produits nouveaux qui sont journellement prescrits.

Et sait-on seulement comment les médicaments agissent. La part de l'hypothèse est grande dans cette question. Prenons par exemple l'huile de foie de morue qui jouit depuis longtemps d'une si grande réputation.

On admet qu'elle s'émulsionne dans le tube digestif pour être absorbée, qu'elle passe dans le sang où elle incorpore ses éléments curatifs et se dirige ensuite dans l'appareil hépatique où elle se transforme.

Les bons effets de l'huile de foie de morue sont incontestables, mais quelle en est l'interprétation exacte ? Agit-elle par l'iode, le brôme, le phosphore, les corps gras spéciaux et particulièrement assimilables ? Oh non ! la chose est plus simple. Puisqu'on la retrouve en nature dans les selles, on est autorisé à admettre que presque toujours elle agit comme simple laxatif, comme un balai qui nettoye le tube digestif en douceur, et prépare celui-ci à mieux fonctionner et, par conséquent, à mieux utiliser les matériaux qui lui sont confiés pour la nutrition générale et par conséquent au rétablissement de la santé.

Lorsque la science officielle est si flottante, on ne doit pas être si sévère et si exclusif.

Etes-vous bien avancé quand vous avez vu un mot prétendu rationnel qui est toute une litanie, que vous ne réussissez même pas à lire, et par conséquent dont vous réussissez encore moins à loger les différents éléments au sein de vos cellules cérébrales, et à fortiori à en retirer les déductions pratiques que sa lecture vous ferait entrevoir.

Dites nous si, quand vous ordonnez un de ces produits, vous avez conscience de toutes les actions, les réactions et les combinaisons si nombreuses qu'au sein de l'organisme ces syllabes moléculaires peuvent produire. Car ce n'est pas une seule réaction bien définie comme on pourrait le croire qui se produit mais autant que ledit corps renferme de molécules ! Mais c'est la bouteille à l'encre ; si ce n'est un renouveau de la polypharmacie c'est au moins de la polychimie ou du chaos.

Aussi voit-on nombre de ces remèdes fameux patronnés avec grand éclat ; qui ont fait fureur un certain temps, être complètement abandonnés après que l'expérience en a démontré tous les inconvénients qu'on n'avait pas prévus. Est-ce bien là de la Méthode Scientifique ou de l'Empirisme ?

La science médicale n'est pas encore assez avancée pour procéder à priori. Elle marche à tâtons, par expériences, par essais ; ses efforts sont louables, mais elle est encore dans la période empirique. Dès lors que nous reproche-t-on notre prétendu Empirisme ?

Si vous n'envisagez dans ces susdits corps qu'un ensemble de propriétés curatives que vous exprimez par quelques syllabes courtes, harmonieuses et de convention, comme ce doit être le cas, faites de même envers l'Uwa dont les propriétés électives, stimulantes et antiseptiques sont hors de conteste et qui ne donne jamais de mécomptes ni de surprises.

Pourquoi donc cet ostracisme envers une spécialité, lorsque tant de milliers d'autres qui lui sont notoirement inférieures, ont obtenu droit de cité?

Pourquoi ? Pourquoi ? Qui donnera le mot de cette énigme ?

Victor-Emile WIÇART,

PHARMACIEN,

Président de l'Union Commerciale,
Membre de la Chambre de Commerce.
ROUBAIX,

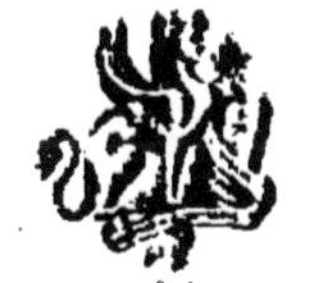

TABLE DES MATIÈRES

§ XIV

RÉPONSES A DIVERSES ATTAQUES.

§ XV

CONCLUSION

Roubaix. — Imp. Alfred Reboux, Grande-Rue, 11.

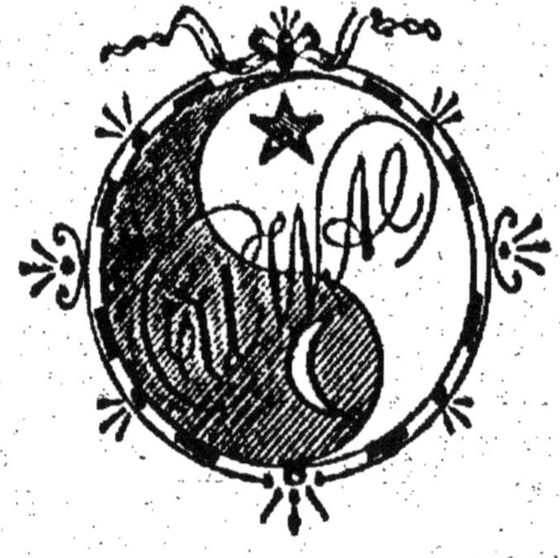